Practical Handbook of OCT Angiography

OCT 血管成像实用手册

主编　Bruno Lumbroso，MD
　　　David Huang，MD，PhD
　　　Eric Souied，MD，PhD
　　　Marco Rispoli，MD

主译　王　康

译者　罗丽华　曾司彦

审校　魏文斌　王艳玲

人民卫生出版社

Practical Handbook of OCT Angiography by Bruno Lumbroso, David Huang, Eric Souied &
Marco Rispoli
The original English language work has been published by:
Jaypee Brothers Medical Publishers (P) Ltd. New Delhi, India
Copyright© 2016. All rights reserved.

图书在版编目(CIP)数据

OCT 血管成像实用手册/(意)布鲁诺·伦布罗索(Bruno
Lumbroso)主编;王康主译. —北京:人民卫生出版社,2017
　　ISBN 978-7-117-25281-2

　　Ⅰ.①O⋯　Ⅱ.①布⋯②王⋯　Ⅲ.①眼病-影象诊断-
手册　Ⅳ.①R770.43-62

　　中国版本图书馆 CIP 数据核字(2017)第 245205 号

人卫智网　**www.ipmph.com**	医学教育、学术、考试、健康,	
	购书智慧智能综合服务平台	
人卫官网　**www.pmph.com**	人卫官方资讯发布平台	

图字号:01-2017-0396

OCT 血管成像实用手册

主　　译:王　康
出版发行:人民卫生出版社(中继线 010-59780011)
地　　址:北京市朝阳区潘家园南里 19 号
邮　　编:100021
E - mail:pmph @ pmph. com
购书热线:010-59787592　010-59787584　010-65264830
印　　刷:北京画中画印刷有限公司
经　　销:新华书店
开　　本:787×1092　1/16　　印张:8
字　　数:190 千字
版　　次:2017 年 10 月第 1 版　2017 年 10 月第 1 版第 1 次印刷
标准书号:ISBN 978-7-117-25281-2/R·25282
定　　价:90.00 元

打击盗版举报电话:**010-59787491**　　E-mail:WQ @ pmph. com
　(凡属印装质量问题请与本社市场营销中心联系退换)

作 者 名 单

Ala El Ameen MD
Department of Ophthalmology
Centre Hospitalier Intercommunal de Creteil
Université Paris Est Créteil
Creteil, France

Luca Di Antonio MD PhD
Retina Fellow
Department of Ophthalmology
University G d'Annunzio of Chieti-Pescara, Italy

Vittorio Capuano MD
Department of Ophthalmology
Centre Hospitalier Intercommunal de Creteil
Université Paris Est Créteil
Creteil, France

Salomon Yves Cohen MD
Department of Ophthalmology
Centre Hospitalier Intercommunal de Creteil
Université Paris Est Créteil
Creteil, France

Eliana Costanzo MD
Department of Ophthalmology
Centre Hospitalier Intercommunal
de Creteil
Université Paris Est Créteil
Creteil, France

Adil El Maftouhi OD
Centre Rabelais, Lyon
XV XX Hospital
Service du Pr C. Baudouin
Paris, France

Simon S Gao PhD
Postdoctoral Fellow
Casey Eye Institute
Oregon Health and Science University
Portland, USA

David Huang MD PhD
Peterson Professor
Department of Ophthalmology
Professor, Biomedical Engineering
Casey Eye Institute
Oregon Health and Science University
Portland, USA

Yali Jia PhD
Research Assistant Professor
Casey Eye Institute
Oregon Health and Science University
Portland, USA

Jean François Le Rouic MD
Department of Vitreo Retinal Surgery
Clinique Sourdille, Nantes, France

Bruno Lumbroso MD
Director, Centro Italiano Macula
Former Director
Rome Eye Hospital, Rome, Italy

Leonardo Mastropasqua MD PhD
Professor and Head
Department of Ophthalmology
University G d'Annunzio of Chieti-Pescara
Center of Excellence
National High-tech Center (CNAT) and Italian
School of Robotic Surgery in Ophthalmology
Italy

Alexandra Miere MD
Department of Ophthalmology
Centre Hospitalier Intercommunal de Creteil
Université Paris Est Creteil
Créteil, France

Pascal Peronnet MD
Clinique Sourdille
Nantes, France

Michel Puech MD FRSC
Explore Vision
VuExplorer Institute
Paris, France

Maddalena Quaranta-El Maftouhi MD
Centre Ophthalmologique Rabelais
Lyon, France

Giuseppe Querques MD PhD
Head

Medical Retina and Imaging Unit
Department of Ophthalmology
University Vita Salute
San Raffaele Scientific Institute
Milan, Italy

Marco Rispoli MD
Staff Ophthalmologist
Department of Ophthalmology
Ospedale Nuova Regina Margherita
Centro Italiano Macula
Rome, Italy

Maria Cristina Savastano MD PhD
Centro Italiano Macula

Rome, Italy

Oudy Semoun MD
Department of Ophthalmology
Centre Hospitalier Intercommunal de Creteil
Université Paris Est Créteil
Creteil, France

Eric Souied MD PhD
Professor and Head
Department of Ophthalmology
Centre Hospitalier Intercommunal de Creteil
Université Paris Est Créteil
Créteil, France

中文版序(一)

能为我的中国同事提供《OCT 血管成像实用手册》我感到非常荣幸。无创性 OCT 血管成像仅在两年前开始临床应用,并在世界各地迅速传播。OCT 血管成像比荧光素和 ICG 血管造影更安全、更容易、更快且更便宜。虽然目前临床医生还没有指出这一技术可以代替造影剂血管造影技术。但世界各地的临床经验表明,由于其可帮助临床医生了解组织结构和血流,OCT 血管成像将很快取代其他的技术,帮助医生治疗大多数视网膜和脉络膜血管疾病。当没有荧光素血管造影时,OCT 血管成像也很有帮助。在偏远地区或农村,当没有条件使用荧光素血管造影时(因为 FFA 是有创的,故在医院中应用更好),OCT 血管成像可望解决这一问题。

OCT 血管成像的解释与荧光素血管造影有所不同。该手册详尽介绍了如何迅速入门、分析并解释图像的简单方法,并明确地说明了诊断的步骤。

这些图像都是以 Optovue AngioVue OCT 来获得并记录的,这是一种既可靠又容易使用的仪器。OCT 血管成像技术最初是在 Angiovue 实现的,并由 Optovue 商业化。定量软件能快速简便地测量出无血流区和血管密度。本手册附有精美图片、解剖结构和功能 OCT 的常用数值,旨在指导 OCT 血管成像日常工作。

我要感谢 David Huang,他是 OCT 的共同发明人之一,也是 OCT 血管成像 SSADA 技术的共同发明人。也要感谢 Marco Rispoli,眼科影像专家和先驱。

感谢北京友谊医院眼科副教授王康博士的帮助,他发起了这个项目。如果没有他的热情和支持,这本中文手册就不会成书。

感谢人民卫生出版社的高质量工作。

Bruno Lumbroso

Preface to the Chinese edition of the Practical Handbook for OCT Angiography

It is for me a great pleasure to have the Practical Handbook for OCT Angiography made available to my Chinese colleagues. Noninvasive dyeless OCT Angiography clinical use began only two years ago, and it is spreading rapidly all over the world. OCTA is safer, easier, faster, less expensive than Fluorescein and ICG Angiography. Although it is not yet indicated by all clinicians as a substitute for Dye Angiography, everyday clinical worldwide experience suggests that this technology will soon replace other techniques for most retinal and choroidal vascular disorders as it allows clinicians to study both tissue structure and blood flow. The use of OCT Angiography is also helpful when Fluorescein Angiography is scarcely available. In remote locations, in smaller or rural practices, far from Imaging Centers, when Fluorescein Angiography poses problems as it is invasive and is better performed in hospitals, OCT angiography can solve logistic problems.

OCT Angiography interpretation is new and different from Fluorescein Angiography. Our manual illustrates a logical and simple method of analysis and interpretation of OCT Angiography imaging, clearly stating the easy steps required to reach a diagnosis.

The images were recorded with Optovue Angio Vue OCT, an instrument both reliable and easy to use. OCTA technology was first implemented in Angiovue and commercialized by Optovue. The quantitative software gives a fast and easy measurement of the drop-out areas and the vascular density. Illustrated with drawings, structural and functional OCT figures, this manual intends to teach OCT Angiography interpretation for routine everyday use.

I want to thank David Huang with whom I had the honor to write this Handbook. He is one of the co-inventors of OCT, and co-inventor of SSADA technology of OCT Angiography. Thanks also to Marco Rispoli, expert and pioneer in Ocular Imaging.

I acknowledge the help of Kang Wang MD, PH. D, Associate Professor of ophthalmology, Beijing Friendship Hospital, who initiated this project. Without his enthusiastic energy and support, this Chinese Handbook would not have become a reality.

I thank the Publisher People's Medical Publishing House for its high quality contribution.

Bruno Lumbroso

中文版序(二)

尽管 OCT 血管成像已经以某种形式存在了近 10 年,但被其缓慢的速度和狭小的视野所阻碍。为了克服这些局限性,Yali Jia 和我本人在 2012 年开发了分频谱振幅去相干血管成像(split-spectrum amplitude-decorrelation angiography, SSADA)技术提高了血管成像的效率。

幸运的是,Optovue 公司决定开发基于 Avanti 高速频域 OCT 系统的 SSADA 产品。该产品于 2014 年在中国和欧洲迅速发展。从那时起,我有幸与一些开拓者合作,将这项新技术转化为临床实践。其中最主要的是 Bruno Lumbroso 教授,他是一名才华横溢的临床医生和教师,通过许多会议、讲座和书籍不知疲倦地教授许多临床医生如何使用 OCT、en face OCT 和 OCT 血管成像。这本手册是 Bruno Lumbroso 博士和其他临床医生日常如何使用这项新技术的最新总结。我很乐意帮助大家共同编辑这本书,并做出一些技术性的解释。

如果你还没有在临床实践中使用 OCT 血管成像,现在是时候开始了。这种新的 3D 血管造影技术比荧光素血管造影更快、更便宜,也更好。因为它是完全无创的(无需注射造影剂),它可以用于筛选疾病和监测治疗效果。我相信你会很喜欢这项新技术和这本书的。

David Huang

Preface to the Chinese edition of the Practical Handbook for OCT Angiography

Although OCT angiography has existed in some form for nearly 10 years, it was hampered by slow speed and small field of view. To overcome these limitations, YaliJia and myself developed the split-spectrum amplitude-decorrelation angiography (SSADA) algorithm in 2012 to improve the efficiency of angiography. We were fortunate that Optovue, Inc. decided to develop SSADA into the AngioVue product based on the Avanti high-speed spectral-domain OCT system. This product was developed very rapidly and launched in China and Europe in 2014. I have had the privilege to work with a number of pioneers since then to translate this new technology into clinical practice. Chief among them was Prof. Bruno Lumbroso, a talented clinician and teacher who had tirelessly taught many clinicians how to use OCT, en face OCT, and OCT angiography through his many conferences, lectures, and books. This handbook is the latest distillation of Dr. Lumbroso and other clinician's experiences in how to use this new technology day to day. I was happy to help co-edit this book and contribute some technical explanations.

If you have not used OCT angiography in your clinical practice yet, now is the time to start. This new 3D angiography technology is faster, cheaper, and better than fluorescein angiography. Because it is entirely non-invasive (no injection of contrast), it can be used on a routine basis to screen for diseases and monitor the efficacy of treatment. I believe you will enjoy this new technology and this book very much.

David Huang

中文版前言

　　《OCT 血管成像实用手册》一书经过断断续续近一年的努力，终于要和读者见面了。翻译这本书的起因，是源于我 2015 年在 UCLA 的 Doheny 眼科研究所作为访问学者期间的一个偶然想法。在 Doheny 图书馆里，我贪婪地、如饥似渴地阅读着大量我从来没有看到的英文原著。作为 OCT 的狂热粉丝，Bruno Lumbroso 和 David Huang 合著的 OCT 系列丛书是我关注的重点。在学习的过程中，一个念头突然闪现。对于这些我也并不算熟悉的概念，如 EN FACE OCT、OCTA，为什么我不能一边学习，一边翻译，并将之呈现给国内广大医生，让他们一起分享这些优秀的经典著作呢？抱着这一想法，我冒昧的写信给从未谋面的 Bruno 教授。出乎意料的是我的邮件得到 Bruno 教授的迅速回应，他不但肯定了我的想法，还建议让我翻译他 2016 年 5 月即将出版的新书——《OCT 血管成像实用手册》，因为这代表了 OCTA 的最新成果。在与 Bruno Lumbroso 教授的邮件往来中，我对这位老人日益敬重。对于我这样一个并不熟悉的中国年轻医生，他有求必应。其拳拳爱护之心，敦敦教导之意溢于字里行间。

　　在本书的翻译过程中，感谢同仁医院眼科魏文斌教授以及我科领导王艳玲教授的关心和指导。他们认真为书稿审阅，使得本书得以顺利完成。我的同事罗丽华医生和同仁医院曾司彦博士与我一起完成了本书的翻译。感谢 Optovue 公司亚太区技术总监周健先生为本书的关键技术做了大量认真校对，从而最大限度保证对原著涵义的保真。在此我也表示深深的感谢。

　　由于我们的能力所限，错误在所难免。希望读者批评指正。

　　最后，祝愿祖国的眼科事业蒸蒸日上，蓬勃发展。

王　康

2017 年 9 月

原 著 前 言

经过 20 年对光学相干断层扫描(optical coherence tomography，OCT)的使用和认可,现今几乎每个眼科诊室都在裂隙灯旁都配备了 OCT。

近两年,功能性 OCT 血管成像已经在临床上应用并迅速传播,逐渐有取代有创的荧光素血管造影之势。这种全新的无创性检查技术更快、更容易且更便宜,可以多次重复使用,不会给患者带来任何安全隐患。

对于初学者而言,唯一的问题是 OCT 血管成像与荧光素血管造影不同,这是一种全新的产品和技术。图像的采集是一个重要的步骤,但是图像的解释是接下来更重要的一步。

由于眼科影像领域不断的技术进步和革新,促使眼科医生和技术人员的知识不断努力更新。本书即为帮助他们所著。

我非常荣幸与以下各位共同编写《OCT 血管成像实用手册》:

- David Huang,OCT 共同发明者之一,同时和 Yali Jia 也是 OCTA 技术分频幅去相干血管成像(split-spectrum amplitude-decorrelation angiography，SSADA)技术的共同发明者。
- Eric Souied,著名的临床医生,遗传学家、图像专家。
- Marco Rispoli,OCT 血管成像和眼部成像的专家和先驱。

Bruno Lumbroso

简　　介

　　《OCT 血管成像实用手册》一书详述了 OCT 血管成像技术,这是眼部成像的一次革命性进步。本书中我们提供了指南,告诉临床医生和技术人员如何循序渐进地了解 OCT 血管成像知识,如何解释并分析所采集的图像和数据,并提供了 OCT 血管成像领域的最新进展。

　　全新的、无创、无需造影剂的 OCTA,将在眼科日常工作中作为一种重要的诊断工具,补充并在一定程度上取代荧光素血管造影。OCTA 技术允许对视网膜内层和外层疾病进行定性和定量的研究,并以一种无创的方式对脉络膜新生血管(CNV)进行分类,分层突显其形态、血流特征。同时它为青光眼的研究提供了新的技术和临床信息。

　　本书将教授如何把每个图像详细分解为可识别的基本特征,然后结合综合数据,为诊断治疗提供帮助。

　　该书中的所有图像都是从 Optovue's Avanti 宽视野 OCT 硬件平台和 AngioVue OCTA 软件获得。Avanti 是一款具备血管造影所需的高速频域 OCT。AngioVue 软件结合高效的分频幅去相关血管成像(SSADA)算法,使得 3 秒内获得高质量的广域血管图像成为可能。同时配备一款非常有用的新软件,叫做血管分析软件(Angioanalytics),可对血管面积和密度图进行定量测量。通过与基线值进行定量比较,将有利于疾病的随访。

　　我们相信这本书将有助于眼科医师、技术人员快速入门,认识和理解 OCT 血管成像技术。

Bruno Lumbroso

David Huang

Eric Souied

Marco Rispoli

目　　录

1

OCT 血管成像原理

David Huang,Yali Jia,Simon S Gao

光学相干断层扫描(optical coherence tomography,OCT)已成为眼科诊疗标准的一部分,它以微米级别的分辨率呈现眼前节、视网膜以及视盘的横断面和三维图像。结构OCT提高了临床医生发现和监测视网膜血管性疾病中液性渗出的能力,却无法直接观察毛细血管的丢失和病理性血管生长(新生血管形成)。而这正是两种主要的致盲性疾病,即年龄相关性黄斑变性和糖尿病视网膜病变的主要血管变化。目前,临床上诊断此类视网膜和脉络膜的血管性病变主要靠眼底荧光血管造影和吲哚菁绿血管造影。为了克服传统结构OCT不能直接提供血流信息的缺陷,人们研发了多种OCT血管成像的方法。

OCT 血管成像

多普勒OCT血管成像是最先被用于血流识别和测量的方法[1-6]。由于多普勒OCT只对平行于OCT探测光束的运动敏感,而对于多数垂直于OCT探测光束的视网膜和脉络膜血循环,其成像能力明显不足。另一种方法是基于散射光斑的OCT血管成像,其优于多普勒技术的原因在于能够利用散射光斑随时间的变化,同时对于横向和轴向的血流信号具有相似的敏感度。基于振幅[7-9]、相位[10]或振幅和相位的联合[11]变化的各种成像方法也就此出现。

分频幅去相干血管成像

我们研发了一种基于振幅的成像方法即分频幅去相干血管成像(split-spectrum amplitude-decorrelation angiography,SSADA)。SSADA算法可通过测量相邻OCT扫描断面反射信号的振幅变化来检测管腔内的血流运动。去相干是用来量化变异值的数学函数,只要信号强度强于光电噪声,函数就不受平均信号强度影响。SSADA的创新点在于经过处理后的OCT信号如何增强了血流的探测,同时减少因眼球轴向运动所产生的噪点。算法将OCT图像分成多个光谱带,因此增加了图像的可用帧数。与原图像相比,每帧新图像轴向分辨率降低,这可减少因眼后部轴向搏动所造成的影响。同时,较低的分辨率也转化为较宽的相干栅,来自诸如血细胞移动颗粒的反射信号可透过它与临近的组织结构产生相干信号而增强了散射光斑的对比度。此外,每个光带均会形成一个不同的散射光斑模式及独立的血流信息。当多个光带的频幅去相干图像结合在一起时,血流信号就会增强。相较于全频幅方法,SSADA运用4倍分频谱,将信噪比(signal-to-noise ratio,SNR)提高了2倍,这相当于缩短了4倍的扫描时间[12]。最新版本的SSADA甚至实现了大于4倍的分频,进一步增强了血流检测的信噪比。下例显示的是应用70kHz,840nm商用频域OCT获得的黄斑区视网膜血循环en face血管图像(图1.1A~图1.1H),运用SSADA获得了清晰连续的毛细血管网和噪点较少的中心凹无血管区(foveal avascular zone,FAZ)图像。

因 OCT 血管成像生成的是三维数据,血流信息的分层和 en face 图像的呈现可减少数据的复杂性,利于呈现如传统血管造影的视角。如**图 1.1** 所示,视网膜血管图像(**图 1.1B ~ 图 1.1D**)显示了内界膜(internalllimiting membrane,ILM)至外丛状层(outer plexiform layer,OPL)间的去相干或血流信息。横断面分层结构 OCT 图像(**图 1.1E**)可直接对应于 OCT 血管成像(**图 1.1F 和图 1.1G**)。en face 血管图像是由投射特定深度的最大横向去相干信号或血流值,生成代表该组织层面内最快流速的管腔所产生。在正常眼中,视网膜血管图像表现为围绕 FAZ 的血管网。视网膜和脉络膜层可进一步被细分,从而为血管病变的诊断参数提供更多信息。此部分将在第二章中详述。

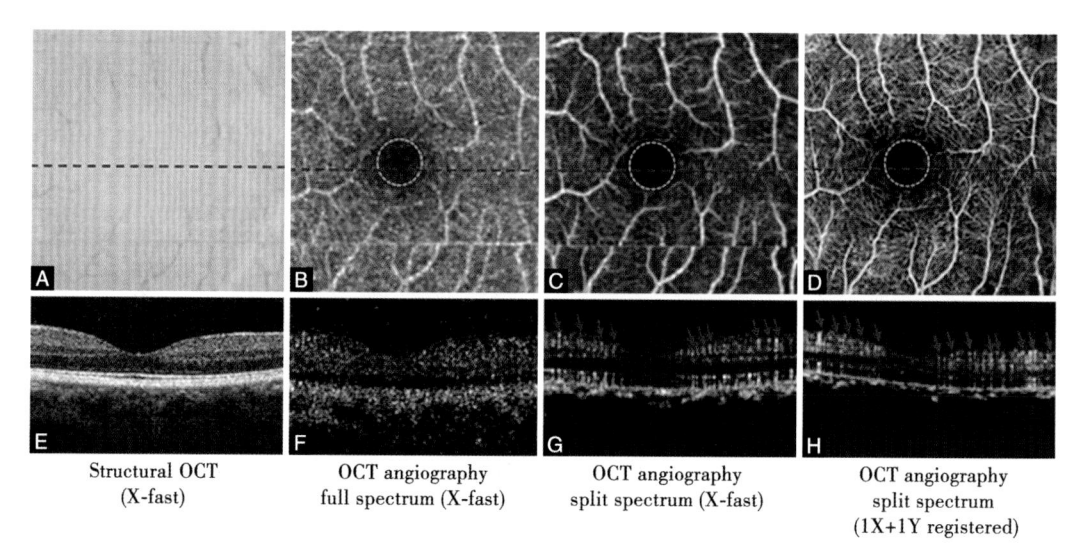

Structural OCT (X-fast)

OCT angiography full spectrum (X-fast)

OCT angiography split spectrum (X-fast)

OCT angiography split spectrum (1X+1Y registered)

图 1.1A ~ 图 1.1H 结构 OCT(A,E)和应用全频幅(B,F)、分频幅(C,G)以及由一个快速 X(X-fast)和快速 Y(Y-fast)扫描后、经三维校准后得到的分频幅平均血管图像(D,H)的三者对比。en face 最大去相干血流投射图显示 FAZ 内(绿点圆圈内)的噪点较少;与标准全频幅算法(B)相比,应用分频幅算法(C)得到的旁中心凹血管连续性更好,横断面血管图像(B 和 C 中横跨红色虚线的扫描)显示的视网膜血管形态(G 中的红色箭头)更清晰;与标准算法(F)相比,SSADA 算法噪点更少(G);由于快速扫视运动的伪影显示为水平伪影线(B,C),此伪影和其他运动伪影可通过三维校准算法去除。经快速 X 和快速 Y 扫描校准去除运动误差,再将快速 X 和快速 Y 的扫描融合成三维 OCT 图像,由此得到无伪影的连续微血管网(D);两者均匀且相互垂直的扫描也能去除运动伪影,进一步增加信噪比,使得更多的视网膜小血管清晰可见(D 中的微血管网,H 中的红色箭头)

缩写:OCT,光学相干断层扫描

去相干和流速的关系

为了确定 SSADA 算法中去相干或血流信号与流速的关系,我们进行了模拟实验[13]。研究表明 SSADA 对于轴向和横向血流均敏感,而轴向分量敏感度略高。临床上视网膜 OCT 成像时 OCT 探测光束大致与血管系统垂直,因此 SSADA 信号可被认为在实际操作中不受探测光束入射角的微弱差异的影响。此外,去相干在限定范围内与流速呈线性关系,更高的去相干值意味着更高流速,这一范围取决于 SSADA 测量的时间间隔。当使用 70kHz 频域 OCT 时,每个横断面 B 扫描有超过 200 个 A 扫描,即使在毛细血管水平、约 0.4 ~ 3mm/s 的最慢速血流也能被 SSADA 检测到[14,15]。在有更快流速的大血管中,SSADA 信号会达到最大值(饱和效应)。

与荧光血管造影和吲哚菁绿血管造影的比较

与作为视网膜血管影像的"金标准"——荧光血管造影或吲哚菁绿血管造影相比，OCT 血管成像具有其优势和不同之处。数秒钟内即可获取 SSADA 影像，且无需静脉注射造影剂；而荧光血管造影和吲哚菁绿血管造影则需要在数分钟内拍摄多幅图像，而且可能导致恶心、呕吐和罕见的过敏反应[16]。OCT 血管成像快速无创的特性也意味着可施以更高的随访频率。

荧光血管造影中的荧光渗漏是血管异常的重要标志，如新生血管形成和微血管瘤。OCT 血管成像不使用荧光素，因此无法评价渗漏。OCT 血管成像利用基于深度和血管分布模式的其他方法来发现血管异常。脉络膜新生血管是一种位于视网膜色素上皮之上（Ⅱ型）或介于 Bruch 膜和视网膜色素上皮层之间（Ⅰ型）的独特血管形态。由于 OCT 血管成像中不存在造影剂渗漏和着染，所以毛细血管无灌注区和新生血管的边界和面积均可被更加精确测量。呈现于结构 OCT 中视网膜内和视网膜下积液可能提供类似液体渗漏的信息。由此，尽管 OCT 血管成像不能观察造影剂渗漏，但是它能从其他途径分辨血管异常，大大弥补这一不足。此外，传统的血管造影为二维图像，区分不同层面的血管异常较为困难，而 OCT 血管成像的三维特性则使其能够分层评估视网膜和脉络膜内的循环异常。

OCT 血管成像的局限性

OCT 血管成像也存在一些局限性。首先，血流投射伪影增加了分辨深层血管床 en face 血管图像的困难。浅层不断变化的血流投射伪影可导致深层、高反射层面 OCT 信号的改变。视网膜血流的投射伪影在高反射的视网膜色素上皮（retinal pigment epithelium,

RPE）上清晰可见，这些伪影可经软件处理去除。这种较为稀疏的投射伪影在深层视网膜可被有效去除，但脉络膜毛细血管层是交织融合的，它的投射伪影难以从脉络膜深层去除。第二个局限性是由于大血管中血流快速运动而导致的干涉条纹冲刷效应（interferometric fringe washout effect），所以大血管中的 OCT 结构和血流信号都会减弱，甚至丢失[17]。这意味着视盘的视网膜中央血管和深层脉络膜大血管在 SSADA 中不能显示。第三，OCT 血管成像的扫描范围相对较小（3mm×3mm 至 6mm×6mm），更大范围高质量的血管成像尽管也能获取，但需要更快速的 OCT 系统，目前尚未上市[18]。最后，因只有按解剖层次显示 en face 图像，OCT 血管成像才能最佳反映其病理改变，临床实际应用时需要有准确的分层软件，另外还需要能减少运动和投射伪影的后期处理软件。这些复杂算法的需求意味着 OCT 血管成像在可预期的未来依然有很大的提升空间。

扫频源 OCT 与频域 OCT 的比较

SSADA 算法最初应用在定制的 100kHz，1050nm 波长的扫频源 OCT。为生成高质量的血管图像（**图 1.2A**），每个部位需要 8 次连续的横断面扫描，在拥有 200 个横断面的扫描模式下，每个断面使用 200 个轴向扫描。完整的血管扫描模式拥有 200×200 个横向位点，所以完成共 200×200×8 的轴向扫描时间为 3.5 秒。

商用 SSADA 程序采用的是 70kHz，840nm 波长的频域 OCT 系统（RTVue XR Avanti，Optovue，Inc.，Fremont，CA）。尽管该系统每秒所能获得的轴向扫描次数较少，但可在更短的时间（2.9 秒）生成更多横向位点的高质量血管图像（304×304，**图 1.2B**）。这一优势要归功于频域 OCT 系统较低的去相干噪点，在同一位置上只需连续 2 次断层面扫描即可计算出一幅可靠的去相干图像。更

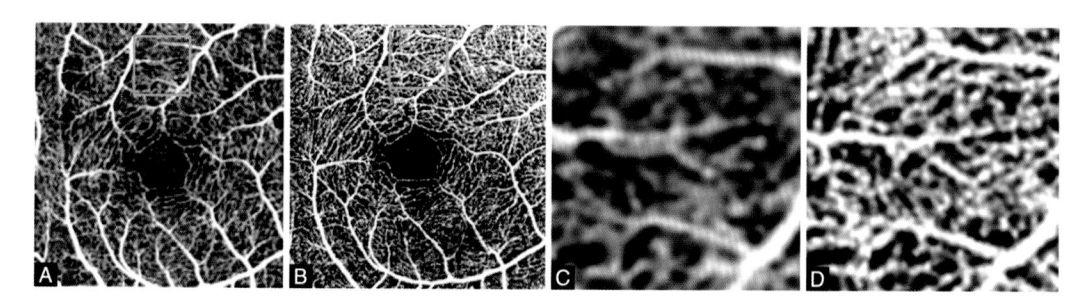

图 1.2A ~ 图 1.2D 100kHz 扫描光源 OCT(A)与 70kHz 频域 OCT(B)在 3mm×3mm 黄斑区血管图像的对比;放大图像显示与扫描源 OCT(C)相比,频域 OCT(D)较扫描光源能显示更多的毛细血管细节

高的横向扫描密度伴随着短波长产生的高分辨率,意味着相较于原先使用的扫频源 OCT 原型机,Avanti 产品所扫描的视网膜血管图像具有更好的清晰度和更高的分辨率(**图 1.2C 和图 1.2D**)。

参考文献

1. Wang RK, et al. Three dimensional optical angiography. Opt Express. 2007;15:4083-97.
2. Grulkowski I, et al. Scanning protocols dedicated to smart velocity ranging in Spectral OCT. Opt Express. 2009;17:23736-54.
3. Yu L, Chen Z. Doppler variance imaging for three-dimensional retina and choroid angiography. J Biomed Opt. 2010;15:016029.
4. Makita S, Jaillon F, Yamanari M, Miura M, Yasuno Y. Comprehensive in vivo micro-vascular imaging of the human eye by dual-beam-scan Doppler optical coherence angiography. Optics Express. 2011;19:1271-83.
5. Zotter S, et al. Visualization of microvasculature by dual-beam phase-resolved Doppler optical coherence tomography. Optics Express. 2011;19: 1217-27.
6. Braaf B, Vermeer KA, Vienola KV, de Boer JF. Angiography of the retina and the choroid with phase-resolved OCT using interval-optimized backstitched B-scans. Optics Express. 2012;20: 20516-34.
7. Mariampillai A, et al. Speckle variance detection of microvasculature using swept-source optical coherence tomography. Opt Lett. 2008;33:1530- 2.
8. Motaghiannezam R, Fraser S. Logarithmic intensity and speckle-based motion contrast methods for human retinal vasculature visualization using swept source optical coherence tomography. Biomed Opt Express. 2012;3:503-21.
9. Enfield J, Jonathan E, Leahy M. In vivo imaging of the microcirculation of the volar forearm using correlation mapping optical coherence tomography (cmOCT). Biomed Opt Express. 2011;2:1184-93.
10. Fingler J, Zawadzki RJ, Werner JS, Schwartz D, Fraser SE. Volumetric microvascular imaging of human retina using optical coherence tomography with a novel motion contrast technique. Opt Express. 2009;17:22190-200.
11. Liu G, Lin AJ, Tromberg BJ, Chen Z. A comparison of Doppler optical coherence tomography methods. Biomed Opt Express. 2012;3:2669-80.
12. Jia Y, et al. Split-spectrum amplitude-decorrelation angiography with optical coherence tomography. Opt Express. 2012;20: 4710-25.
13. Tokayer J, Jia Y, Dhalla AH, Huang D. Blood flow velocity quantification using split-spectrum amplitude-decorrelation angiography with optical coherence tomography. Biomed Opt Express. 2013;4:1909-24, doi:10.1364/ BOE.4.001909 193860 [pii].
14. Riva CE, Petrig B. Blue field entoptic phenomenon and blood velocity in the retinal capillaries. J Opt Soc Am. 1980;70:1234-8.
15. Tam J, Tiruveedhula P, Roorda A. Characterization of single-file flow through human retinal parafoveal capillaries using an adaptive optics scanning laser ophthalmoscope. Biomed Opt Express. 2011;2:781-93. doi:10.1364/ BOE.2.000781.
16. Lopez-Saez M, et al. Fluorescein-induced allergic reaction. Annals of Allergy, Asthma and Immunology. 1998;81:428-30.
17. Hendargo HC, McNabb RP, Dhalla AH, Shepherd N, Izatt JA. Doppler velocity detection limitations in spectrometer-based versus swept-source optical coherence tomography. Biomed Opt Express. 2011;2:2175-88.
18. Blatter C, et al. Ultrahigh-speed non-invasive widefield angiography. Biomed Opt Express. 2012;17:0705051-3.

2

OCT 血管成像的解读

David Huang, Yali Jia, Simon S Gao

简介

本节内容涉及以扫描光源 OCT 原型机或商用频域 OCT(RTVue-XR Avanti Optovue, Inc., Fremont, CA)运行分频幅去相干血管成像(split-spectrum amplitude-decorrelation angiography, SSADA)算法所获得 OCT 血管成像, 但其一般原理也适用于其他类型 OCT 血管成像。

解剖参考层面和血管成像分层

OCT 血管成像所产生的三维血流数据需要通过分层以获得对病变最佳的评估效果。OCT 计算机自动分层提供了一些参考层面, 对应的组织层面或分层相应而生。有用的参考面包括内界膜(internallimiting membrane, ILM)、内丛状层(inner plexiform layer, IPL)和外丛状层(outer plexiform layer, OPL)的外界及 Bruch 膜。在正常眼中自动算法可以很好地分辨这些参考面, 但是在一些视网膜变形的情况下, 需要手动矫正参考面或调节分层边界。

OCT 横断面血管图像将以颜色编码的去相干或血流信息叠加在灰阶反射信号上(图 2.1A)。应用此项技术可同时显示血流和视网膜结构的信息, 这有助于呈现视网膜或脉络膜新生血管深部异常的详尽信息。

OCT 血管成像的 en face 图像可以协助临床医生了解各种血管病变的特征。en face

血管图像综合了相关解剖层面(分层)深度范围内的血流信息, 血流信息往往通过获取最大或平均去相干(代表血流)值来表示。这一投射过程把三维立体血管图像压缩成多个二维图像以方便解读。利用 ILM、IPL、OPL 的外界、视网膜色素上皮(retinal pigment epithelium, RPE)以及 Bruch 膜的分层可得到如下分层面。

- 玻璃体——正常情况下无血管(ILM 以上)
- 视网膜浅层血管丛——内层视网膜的浅层部分(ILM 到 IPL 的外界)
- 视网膜深层血管丛——内层视网膜的深层部分(IPL 的外界到 OPL 的外界)
- 内层视网膜——合并视网膜浅层和深层血管丛(ILM 到 OPL 的外界)
- 外层视网膜——正常情况下无血管(OPL 的外界到 RPE)
- 脉络膜毛细血管——正常情况下接近融合(Bruch 膜以下 10~20μm)
- 深层脉络膜——粗大的脉络膜血管(Bruch 膜 20μm 以下)
- 脉络膜——合并脉络膜毛细血管和深层脉络膜
- 自定义——使用者自行定义分层以突出显示血管病变

在正常眼, ILM 以上的 en face OCT 血管图像显示的是正常无血管的玻璃体(图 2.1B), 内层视网膜显示浅层血管丛内较大的血管(图 2.1C)、深层血管丛内细密的毛

细血管网(**图 2.1D**)及 FAZ。虽然外层视网膜无血管,但可见内层视网膜的血流投射伪影(**图 2.1E**)。投射伪影的产生是由于视网膜血管内的血流投射出闪烁的阴影,进而引起深层视网膜的 OCT 信号波动,此信号波动会被 OCT 血管成像算法误识为血流。基于

振幅/大小/强度、基于相位和基于复合振幅信号的 OCT 血管成像都容易出现类似的血流投射伪影。这种伪影在高反射层面如 RPE 上显示得最明显,形成类似视网膜血液循环的复制图像(**图 2.1E**),软件后期处理可以去除上述血流投影伪影(**图 2.1I**)。脉络膜毛

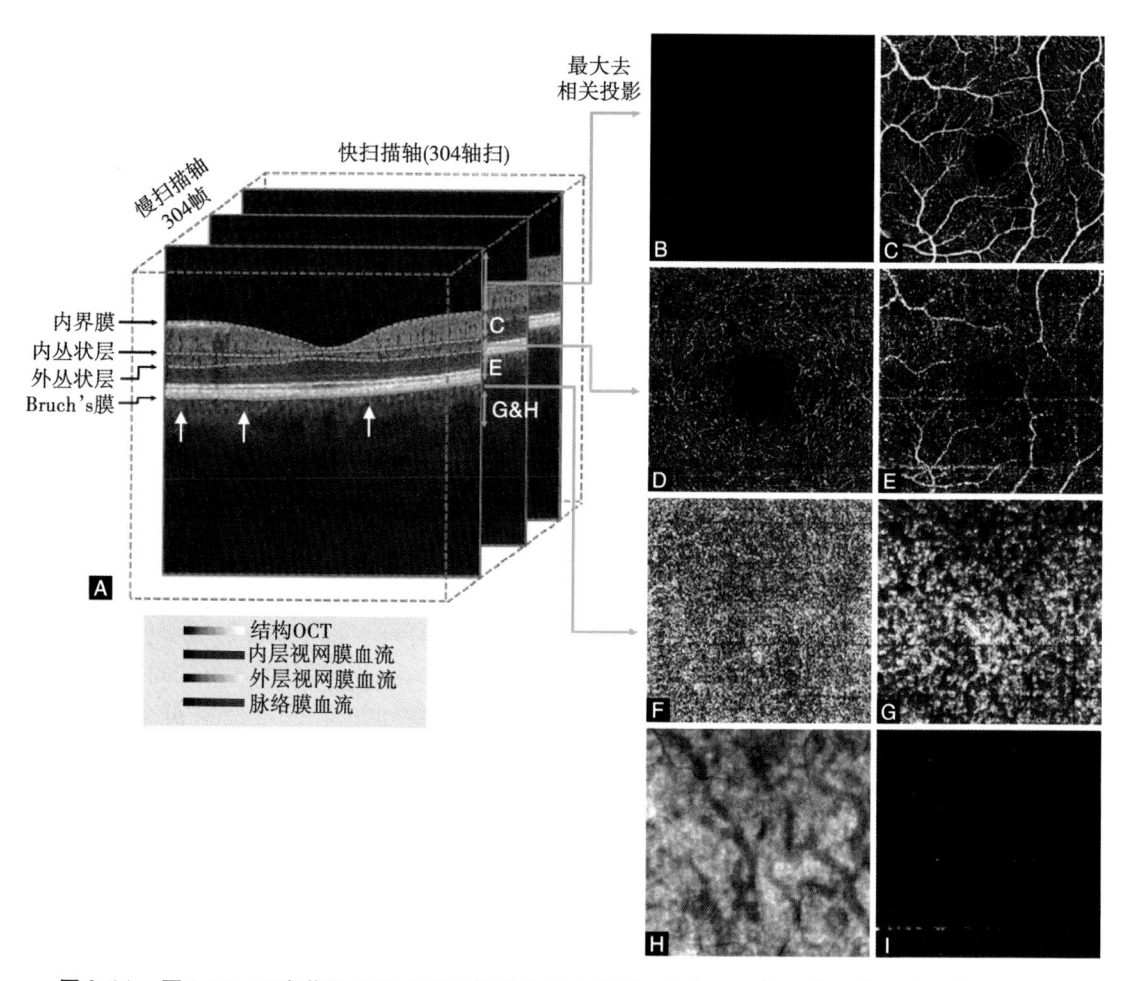

图 2.1A ~ 图 2.1I 正常黄斑 OCT 血管成像的分层和处理。(A)OCT 的三维立体血管图像包含 304 帧沿着慢扫描轴拉伸的平均去相干横断面图像,每一帧图像均经过 SSADA 算法计算。血管图像在三维维度上的跨度均为 3mm。横断面血管成像显示内层视网膜血管(紫色)被投射到亮的感光细胞层和 RPE 层(白色箭头所示)。图像处理软件沿着 ILM、IPL 的外界、OPL 的外界和 Bruch 膜(绿色虚线)区分玻璃体、内层视网膜、外层视网膜和脉络膜层。6 个三维容积的血流信号被分开投射,投射算法在任一深度的分层范围内,找到每个横向位点的最大去相干值,以代表组织分层中血管腔内的最快血流;(B)玻璃体:玻璃体血管图像显示无血流;(C)视网膜浅层血管丛:内层视网膜的浅层血管图像显示直径大约 0.6mm 的 FAZ 周围的正常视网膜血循环;(D)视网膜深层血管丛:内层视网膜的深层血管图像显示深层毛细血管丛的细密网状结构;(E)外层视网膜:外层视网膜显示内层视网膜内流动的血流在 RPE 上的投射伪影;(F)脉络膜毛细血管:脉络膜毛细血管图像;(G)深部脉络膜:深部脉络膜血管图像;(H)深部脉络膜:深部脉络膜 en face 结构 OCT;(I)后处理算法去除投射伪影的外层视网膜血管图像

细血管层显示近乎融合的血流(**图 2.1F**)。虽然脉络膜毛细血管层内也存在视网膜血管投影伪影,但并不明显。因为伪影被覆盖于其上的 RPE 所散射,而且伪影本身就比主要的脉络膜毛细血管血流信号低。脉络膜毛细血管的分叶结构难以识别,这是因为它在黄斑区内非常致密,超过了横向空间分辨率所能分辨的范围,黄斑区外较为疏松的毛细血管分叶结构可被识别。深层脉络膜图像能显示较大的血管,但由于受到血流投射伪影、阴影和快速血流引起的干涉条纹冲刷效应(interferometric fringe washout effect)的影响而难以解读。干涉条纹冲刷效应是因为血流的高流速(尤其是轴向成分)混淆了 OCT 系统摄像机或光探测仪积分时间内干涉信号的相位而引起的[1]。干涉条纹冲刷效应伪影和阴影遮挡两种因素可造成 OCT 的信号强度低于 SSADA 运算所需的强度。所以在 en face OCT 血管成像(**图 2.1G**)和结构 OCT(**图 2.1H**)中部分或整个脉络膜大血管呈现为暗区。

AngioVue 默认分层和显示

AngioVue™(Optovue, Inc., Fremont, CA)是目前唯一应用于商用高速(70kHz 轴向扫描重复率)OCT 系统(RTVue-XR Avanti)的 OCT 血管成像软件。它利用 SSADA 算法探测血流,同时运用一种被称为"运动矫正技术(MCT)"的校正算法去除运动伪影。AngioVue 提供了一个默认的血管成像显示方案,依赖一组可用现有软件进行可靠分层的简化参考平面,来定义 en face 血管成像的分层区间。这包括 ILM、IPL 的外界以及被认为是 RPE 下和接近 Bruch 膜最佳吻合面的"RPE 参考面"。为了方便 AngioVue 用户使用,4 个默认的 en face 显示分层区间定义如下:
- 视网膜浅层毛细血管丛:ILM 下 3μm 到

IPL 下 15μm。
- 视网膜深层毛细血管丛:IPL 下 15 ~ 70μm。
- 外层视网膜——IPL 下 70μm 到 RPE 参考面下 30μm。
- 脉络膜毛细血管——RPE 参考面下 30 ~ 60μm。

以上定义是经过优化的以 AngioVue 软件检测常见病变所使用的自动分层算法,所以与上一节所划定的理想分层边界会略有不同。自动分层的参考面可以手动修改,分层区间的厚度也可以根据需要进行调整。使用者可灵活移动层面来突出任何病变。在 AngioVue 软件里,可通过开启或关闭"Remove Artifacts(去除伪影)"选择项,去除视网膜表面血管投射在 RPE 上的伪影。伪影的去除有利于清晰检视脉络膜新生血管(choroidal neovascularization, CNV)和进一步分析细节变化。

识别血流投射伪影和非血流信号

内层视网膜大血管投射出闪烁的阴影引起更深层视网膜 OCT 信号波动而产生伪影。同样,Bruch 膜之上的 CNV 血流信号也可以投射到脉络膜层,这种信号变动会被识别为去相干信号而与真正的血流信号相互混淆。临床医生可通过 OCT 横断面上形成血管图像上的垂直条纹(**图 2.1A**)或者通过比较在较深层面上观察到与浅层血管重复形态来鉴别(**图 2.1E** 与**图 2.1C** 相比较)。特别主要是在检测 CNV 时不要被这些伪影所误导。RPE 层是视网膜血流的主要投射面,这样在外层视网膜上会产生明显的血流投射伪影。尽管利用 AngioVue 软件内的去除算法加以改善,但是依然无法去除残留的非血管来源的斑片状流动信号。这些非血管来源的流动信号在高度散射的组织上最容易被识别(如 RPE),这种伪影没有 CNV 的特征性形态,在本章最后一段会有详细阐述。**图 2.2A ~**

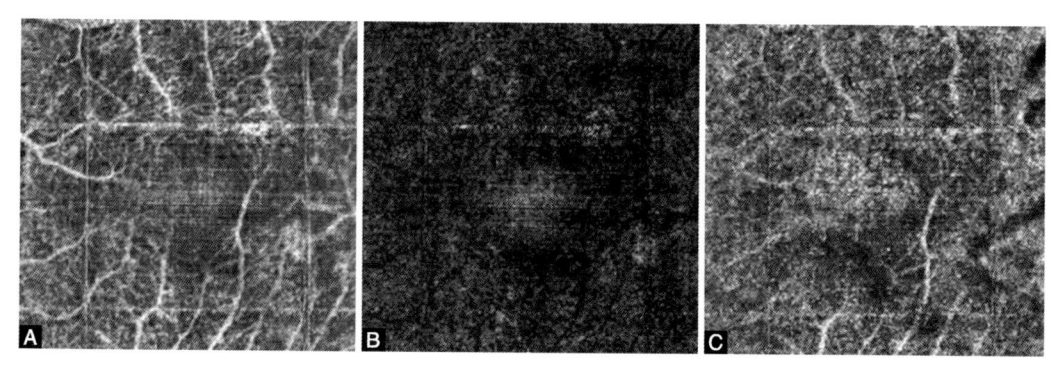

图 2.2A ～ 图 2.2C 干性 AMD 的 AngioVue OCT 血管成像图：（A）外层视网膜的 en face OCT 血管图像显示上层视网膜血管的致密血流投射；（B）经投射伪影去除算法处理后，外层视网膜 en face OCT 血管图像显示非血流信号的残留斑片伪影。判断为伪影是由于未见明显的血管形态；（C）脉络膜毛细血管 en face OCT 血管图像未见任何 CNV 形态

图 2.2C 示例一干性年龄相关性黄斑变性（age-related macular degeneration，AMD）病例，在去伪影的外层视网膜和脉络膜毛细血管层上未见明显的 CNV 血管形态，故可排除 CNV。

定量：血流指数和血管密度

SSADA 程序允许在指定区域内进行血流的定量测定，血流指数和血管密度是由 en face 面上最大投射血管图像决定。血流指数是通过计算选定区域内平均去相干值（与流速相关）获得，而血管密度通过计算选定区域内血管和毛细血管所占据的面积百分比得出。

常用扫描区域

对于黄斑区的扫描，血流指数和血管密度通常可以在旁中心凹（parafovea）和（或）中心凹周围区域（perifovea）获得。旁中心凹的定义是以无血管区为中心的内部直径 0.6mm、外部直径 2.5mm 的环形区域；中心凹周围区域的定义是旁中心凹的外界至外部直径 5.5mm 的环形区域。这些区域显示在 6mm×6mm 的正常眼黄斑视网膜血管图像上（**图 2.3B**）。

对于视盘的扫描，血流指数和血管密度通常可由视盘边界延伸出去的椭圆形视盘周

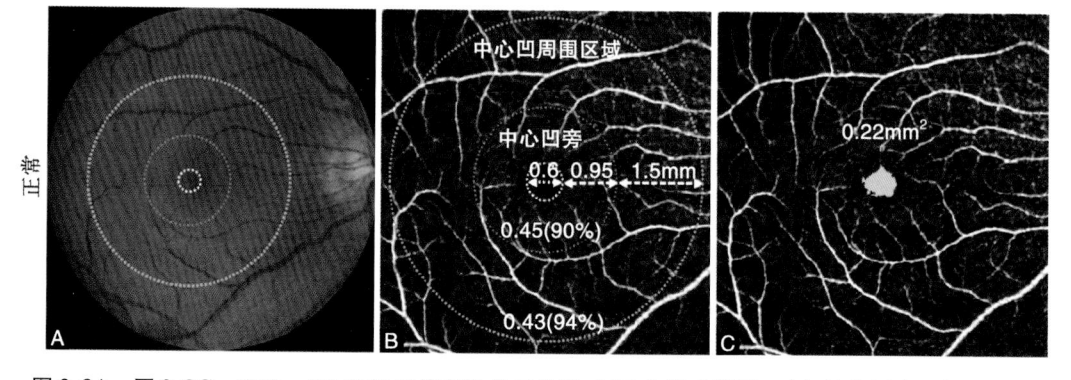

图 2.3A ～ 图 2.3C RTVue-XR OCT 系统获取的正常眼 OCT 血管成像图，可定量分析内层视网膜血流。白色虚线圆圈内区域：正常 FAZ（直径 0.6mm 的白色虚线圆圈）；白、蓝色虚线圆圈之间的区域：旁中心凹区域；蓝、绿色虚线圆圈之间的区域：中心凹周围区域。（A）眼底彩照；（B）内层视网膜的 6mm×6mm OCT en face 血管图像。通过自定义软件计算的中心凹旁和中心凹周围区域内血流指数（血管密度）；（C）通过作者开发的自定义软件，FAZ 被定义为 0.22mm² 的无血管区（蓝色）

围区域内获得。

病理 OCT 血管成像图的解读

在 OCT 血管成像中,病理状态被定义为正常血管层面出现血流消失或减少,或者在正常无血管的层面出现异常血管形态。

毛细血管丢失的检测和无灌注区的测量

OCT 血管成像图可以观察毛细血管丢失的面积。在正常眼(图 2.3A ~ 图 2.3C),除了 FAZ 外,视网膜毛细血管分布致密。在增殖性糖尿病视网膜病变的患眼中(图 2.4A),可用自定义软件识别 FAZ 外的无灌注区。

视网膜新生血管的检测

视网膜新生血管(retinal neovascularization,RNV)的发生意味着增殖性糖尿病视网膜病变的进展。识别 RNV 至关重要,因为它能指导全视网膜光凝治疗,这有助于降低 RNV 所导致视力丧失的危险[2]。OCT 血管成像图有助于鉴别视网膜内微血管异常和早期 RNV,前者与视网膜血管在同一

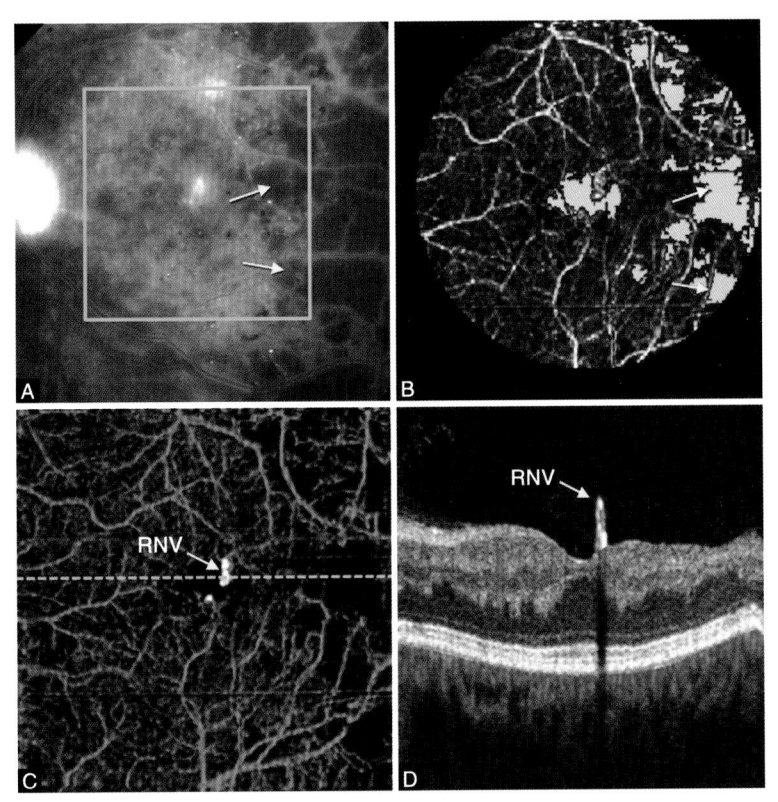

图 2.4A ~ 图 2.4D RTVue-XR AngioVue 上用自定义软件处理后获得的增殖性糖尿病变视网膜图像。(A)荧光血管造影晚期图像上可见许多微血管瘤、中心凹强荧光以及中心凹颞侧的弱荧光区(黄色箭头)。绿色方框显示 OCT 血管图像上 6mm×6mm 的区域;(B)内层视网膜 en face OCT 血管图像经过自定义软件处理后显示的无血管区(蓝色);(C)合成的 en face OCT 血管图像显示视网膜背景血管(紫色)、ILM 之上的 RNV(黄色)血流信号;(D)ILM 之上的 RNV(黄色)横断面 OCT 血管图像,内层视网膜血流显示为紫色,脉络膜血流显示为红色缩写:RNV,视网膜新生血管
缩写:RVN,视网膜新生血管

层面,后者向 ILM 前方发展(**图 2.4A ~ 图 2.4D**)。RNV 的病变程度和活动性可通过 OCT 血管成像图上血流指数和血管密度进行定量分析。目前,商用 AngioVue 软件没有默认的玻璃体分层,但使用者可通过手动向上调整浅层视网膜血管丛分层获得相应图像。

CNV 的检测

CNV 是新生血管性 AMD 的主要病理特征,包含来自脉络膜毛细血管的异常血管,CNV 穿过 Bruch 膜进入 RPE 下和视网膜下的空间,随后继发的视网膜组织渗出和出血,导致视力丧失[3]。CNV 的检测和分型(Ⅰ 型与 Ⅱ 型)依赖于恰当的分层,下面以 AngioVue 软件的结果示例。

在下述的 Ⅰ 型 CNV 病例中(**图 2.5A ~ 图 2.5C**),RPE 之上的外层视网膜空间未见 CNV,而 RPE 下的层次可见 CNV,由此证实为 Ⅰ 型 CNV。由于 Ⅰ 型 CNV 是发生在 RPE 下,所以它能清楚地被投射在脉络膜层次上,故脉络膜层次非常适合观察与检测 Ⅰ 型

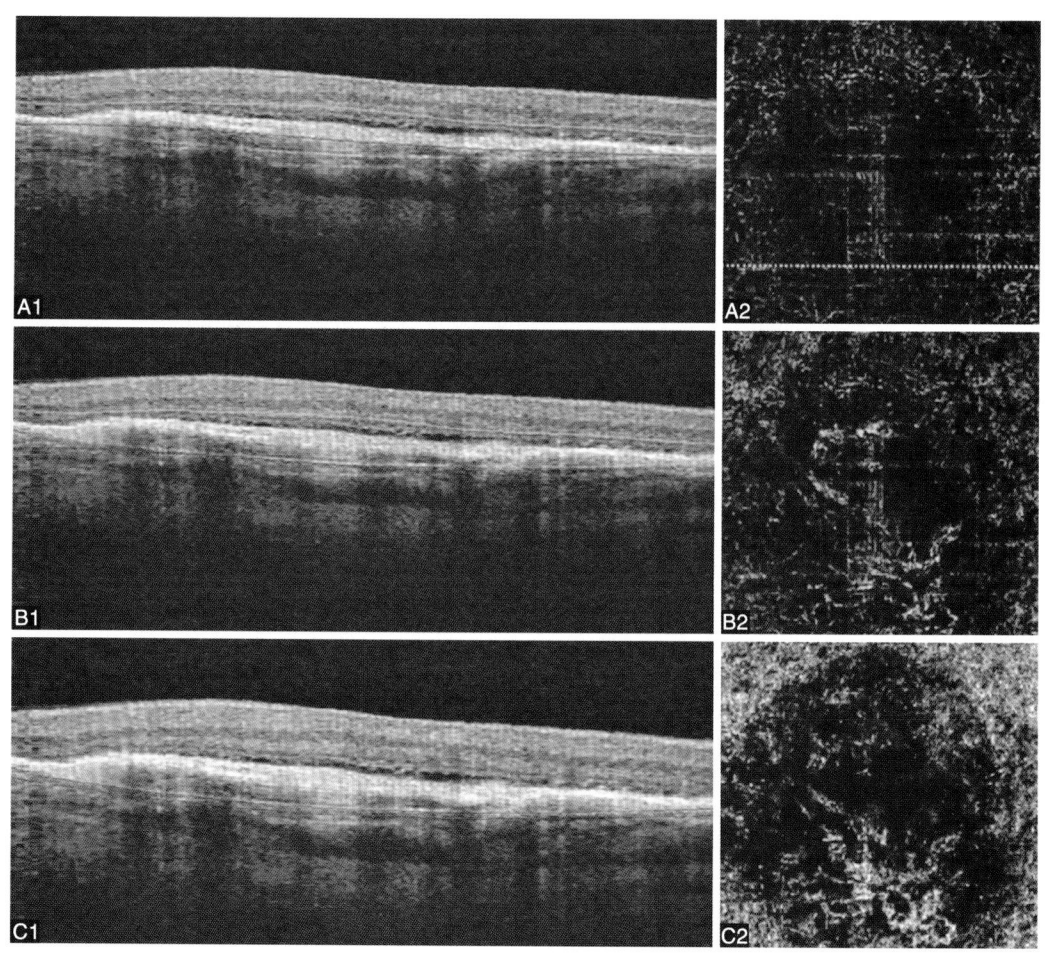

图 2.5A ~ 图 2.5C (A1)横断面结构 OCT 显示 Angiovue 软件默认分层所定义的外层视网膜的上界(绿色)与下界(红色),包括了 RPE 及其上的成分;(A2)显示与(A1)分层相对应的外层视网膜 en face 血管图像上无 CNV 改变,蓝色虚线表示 A1 横断面所在位置;(B1)显示与(A1)相同的 OCT 结构图,但分层区间的下界下移至 Bruch 膜以下 100μm;(B2)所得血管图像显示存在 Ⅰ 型 CNV,AngioVue 软件已去除来自外层视网膜的血流投射伪影;(C1)横断面结构 OCT 显示手动校正 RPE 参考面后,RPE 下 30 ~ 60μm 厚的脉络膜层的边界;(C2)脉络膜层的 en face OCT 血管图像清楚地显示 CNV

CNV。但是要注意 en face OCT 血管图像在脉络膜层上所显示的 CNV 血管网包含了 Bruch 膜之上的投射伪影成分及 Bruch 膜之下的真实脉络膜成分。

下述 Ⅱ 型 CNV 示例中（图 2.6A ～ 图 2.6C），异常的血管在默认的 AngioVue 外层视网膜区间清晰可见。为了确认 RPE 之上是否存在 CNV 成分，必须移动分层下界至 RPE 之上，观察 CNV 是否依然可见。本例图像显示 CNV 的血管结构大部分存在于 RPE 之上，所以诊为 Ⅱ 型 CNV。必须一提的是

CNV 形态在脉络膜层显示更亮，因为 CNV 信号没有被去伪影算法所滤过。但 CNV 的形态在内部视网膜与脉络膜分层上的显示一致，提示脉络膜分层的 CNV 形态主要代表 Bruch 膜之上 CNV 成分的投射，而非 Bruch 膜之下的 CNV 成分。另外值得注意的是，脉络膜层所显示的 Ⅰ 型 CNV（图 2.5A ～ 图 2.5C）与 Ⅱ 型 CNV（图 2.6A ～ 图 2.6C）周围常见伴有暗影环绕，可能提示 CNV 区域存在脉络膜缺陷。

因为外层视网膜上投射的视网膜血流伪

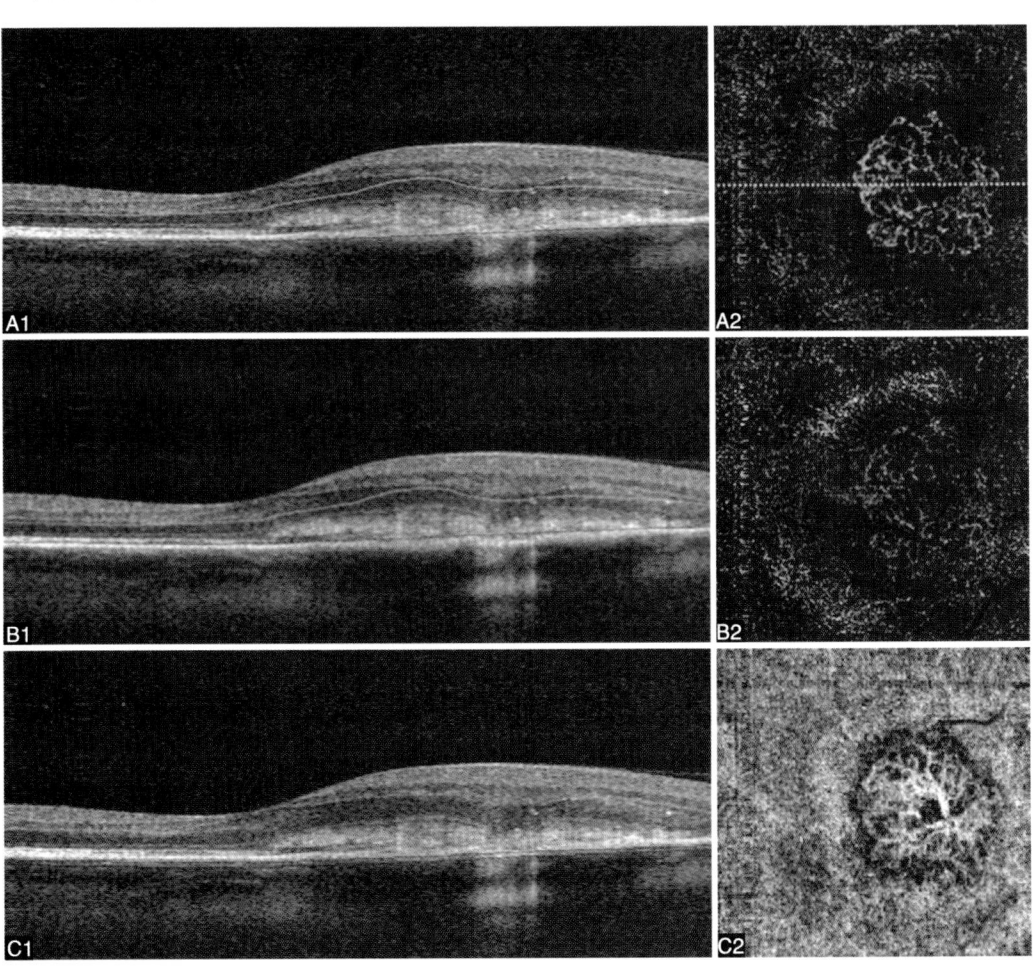

图 2.6A ～ 图 2.6C （A1）横断面结构 OCT 显示 AngioVue 软件默认分层所定义的外层视网膜的上界（绿色）与下界（红色）；（A2）外层视网膜的 en face 血管图像显示 CNV 结构，蓝色虚线表示（A1）横断面所在的位置；（B1）将 A1 图像外层视网膜的下界上移 47μm，恰好在调整至 RPE 之上；（B2）所得血管图像显示 CNV 位于 RPE 之上，AngioVue 软件已去除来自外层视网膜的血流投射伪影；（C1）横断面结构 OCT 显示 RPE 参考面以下 30 ～ 60μm 区间的脉络膜层边界；（C2）脉络膜层的 en face OCT 血管图像清楚显示 CNV

影增加了 CNV 的识别难度,所以色彩合成模式可用来辅助观察(图 2.7A ~ 图 2.7I)[4]。该病例合成 en face 血管图像(图 2.7H),用紫色显示浅层视网膜的血循环(图 2.7D),用黄色显示外层视网膜的血流(图 2.7E),视网膜下液的区域显示为蓝色。以合成图像显示血流容积信息的优势,在于紫色的视网膜血循环会掩盖外层视网膜见到的血流投射伪影。此外,浅层视网膜的血管标志,有助于明确 CNV 定位。

图 2.7A ~ 图 2.7I Ⅰ型 CNV 的 AMD 患者 OCT 血管成像图。(A)眼底彩照显示视网膜下出血,红色方框内显示下列血管图像的区域;(B)荧光血管造影(fluorescein angiography,FA)早期图像;(C)FA 晚期图像;(D)内层视网膜的 en face 血管图像;(E)外层视网膜的 en face 血管图像显示 CNV,黄色虚线表示 G 图中 OCT 横断面的位置,黄色箭头提示从上至下的方向;(F)脉络膜的 en face 血管图像显示 CNV(黄色虚线区域)正下方的斑片样血流及 CNV 旁血流减少的区域(绿色虚线区域);(G)彩色 OCT 血管图像的横断面显示 CNV(黄色)主要位于 RPE 下方,蓝色箭头显示视网膜下积液的位置,绿色箭头对应 F 图中绿色虚线区域内所显示的 CNV 旁局部脉络膜血流减少部位;(H)合成的 en face 血管图像显示大部分的视网膜下积液(深蓝色)位于 CNV 下方;(I)视网膜厚度差异图显示 CNV 上方视网膜增厚

缩写:I:上方;S:上方;OCT:光学相干断层扫描

来源于参考文献 4

参考文献

1. Hendargo HC, McNabb RP, Dhalla AH, Shepherd N, Izatt JA. Doppler velocity detection limitations in spectrometer-based versus swept-source optical coherence tomography. Biomedical Optics Express. 2011;2:2175-88.
2. Group DRS R. Photocoagulation treatment of proliferative diabetic retinopathy: Clinical application of Diabetic Retinopathy Study (DRS) findings, DRS report number 8. Ophthalmology. 1981;88:583-600.
3. Ambati J, Ambati BK, Yoo SH, Ianchulev S, Adamis AP. Age-related macular degeneration: etiology, pathogenesis, and therapeutic strategies. Survey of Ophthalmology. 2003;48:257-93, doi:10.1016/s0039-6257(03)00030-4.
4. Jia Y, et al. Quantitative optical coherence tomography angiography of choroidal neovascularization in age-related macular degeneration. Ophthalmology. 2014;121(7):1435-44. doi:10.1016/j.ophtha.2014.01.034, S0161-6420 (14)00104-3 [pii] (2014).

3A

OCT 血管成像血管层的量化

Marco Rispoli

简介

在临床工作中，OCT 血管成像观察视网膜微血管的方法及其有效性已经被广泛证实，新近开发的软件——Angioanalytics 还可以量化分析 OCT 血管成像的数据。这里量化数据指的是，在功能选项内利用可重复、可靠的方法进行测量后的一系列参数。

这些参数在不断改进中，目前涉及的是血流面积、无血流面积和血流密度区域。

血流面积

这种形式的测量在新生血管膜的随访，特别是对于接受抗新生血管生长因子（anti-vascular endothelial growth factor，anti-VEGF）或激素治疗的病例随访非常有意义，同时对于研究继发于糖尿病和静脉栓塞的增殖性视网膜病变，其网膜前或视盘前新生血管退化也十分重要。不同于传统的荧光血管造影（fluorescein angiography，FA），新生血管形态可能被染料着染和渗漏所掩盖；OCT 血管成像显示的是分层区间血管结构内的血流，而非追踪染料的动态变化。

测量工具要求操作者在选择恰当的容积和分割层面后描绘新生血管膜的轮廓（**图 3A.1**），软件自动辨识选定轮廓面积并计算血流面积，保存的测量结果可用于后续随访检查（**图 3A.2**）。

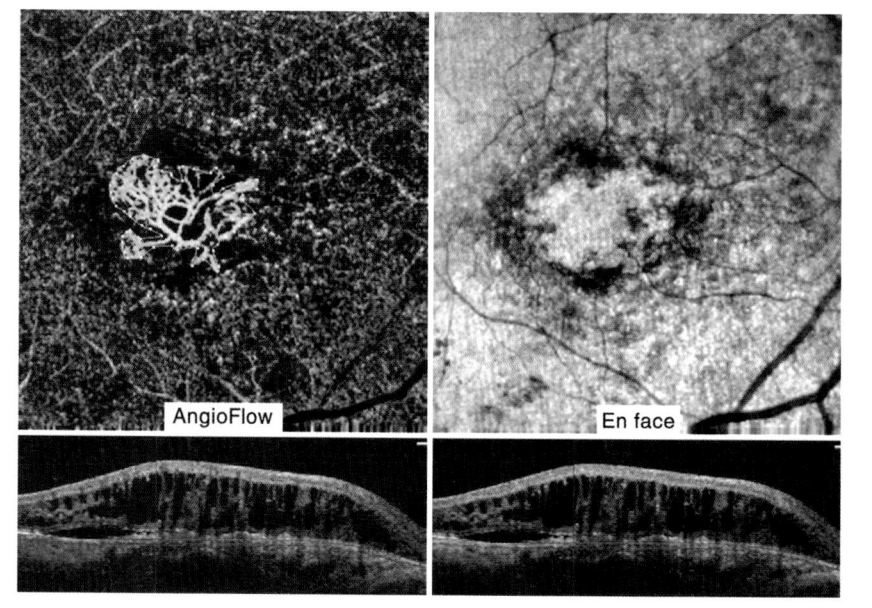

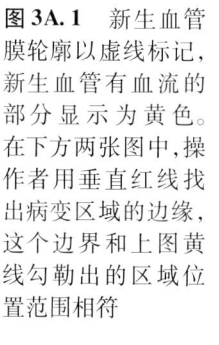

图 3A.1 新生血管膜轮廓以虚线标记，新生血管有血流的部分显示为黄色。在下方两张图中，操作者用垂直红线找出病变区域的边缘，这个边缘和上图黄线勾勒出的区域位置范围相符

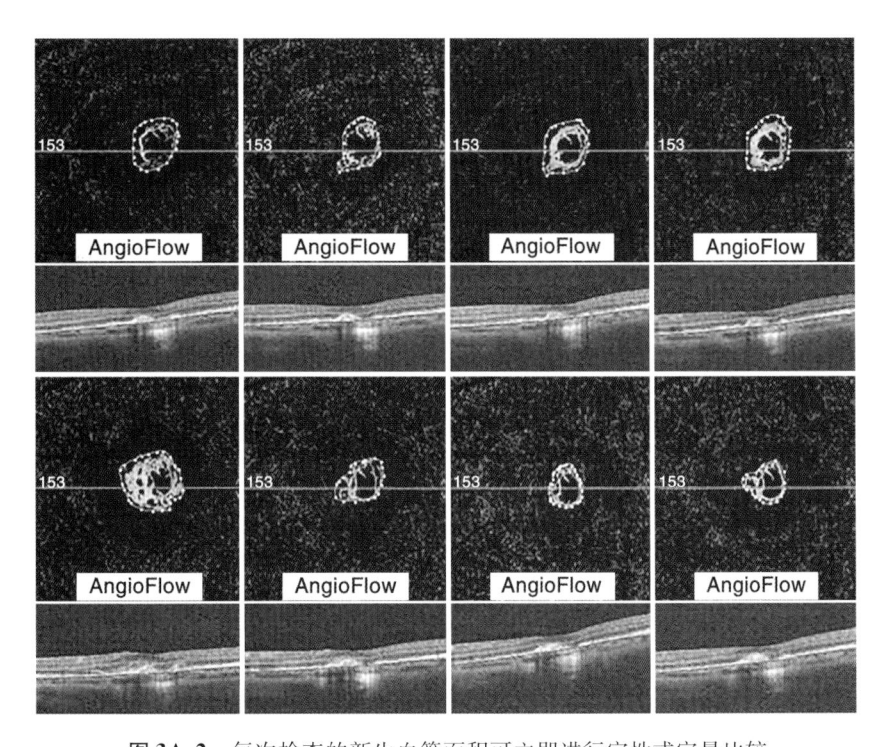

图 3A. 2 每次检查的新生血管面积可立即进行定性或定量比较

无血流面积（血管无灌注面积）

无血流区是缺血或血管无灌注的区域，无血流区突显和适用于缺血性视网膜病变。无血流区是分频幅去相干血管成像（split-spectrum amplitude-decorrelation angiography，SSADA）探查不到信号的区域。无论病因如何，这个工具对所有缺血性视网膜病变十分有用。使用 OCT 血管成像技术，可以区别视网膜浅层和深层血管丛中的无血流区。选择

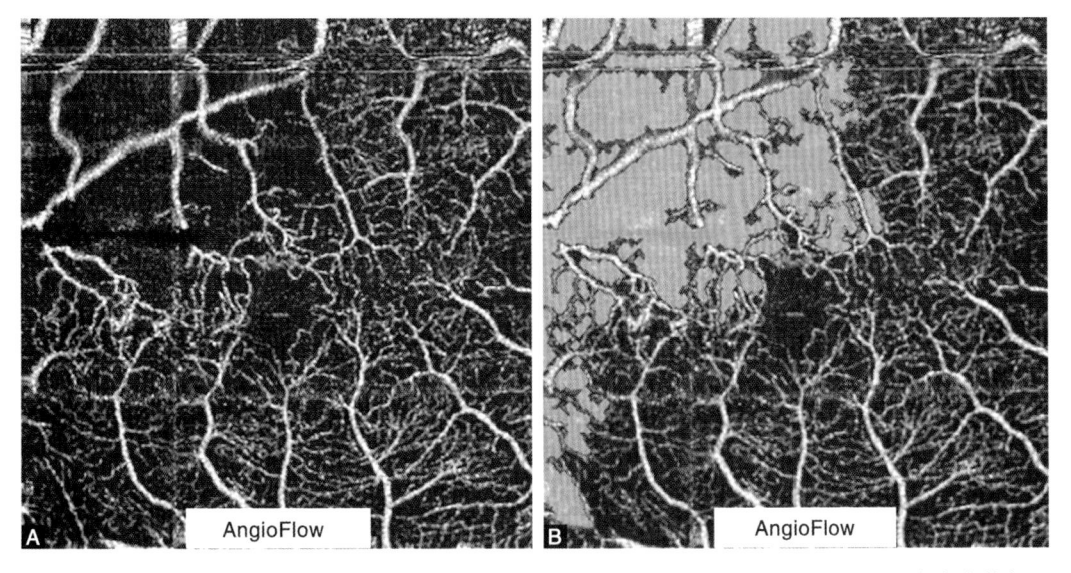

图 3A. 3A 和图 3A. 3B （A）位于浅层血管丛的分支静脉栓塞血管无灌注；（B）无血流区高亮为黄色，其面积以 mm² 表达并与随访检查结果比较

恰当的容积并手动描绘无血流区后,软件自动界定含有相同像素的区域(**图 3A. 3A 和图 3A. 3B**)。恰当的 en face 投射后,通过点击鼠标选择软件能显示无灌注区。缺血区域显示为黄色,可被保存并与研究中其他缺血区域相比较。

血流密度图

最新设计的这款工具,可在无血流区中分辨出有血流区域。血流区和无血流区的比例既可用数字,也可用伪彩色阶表示,暖色表示高血流密度而冷色表示低血流密度或无灌注区。血流密度图可以测量 en face 血流图中血管面积的百分比,这项分析是建立在以黄斑为中心的 ETDRS 厚度图基础之上的,由此提供了每个象限的平均血流密度,血管密度的计算也可分别用于视网膜浅层和深层血管丛分层区间(**图 3A. 4 和图 3A. 5**)。

无论在早期(眼底镜检查正常)或进展阶段糖尿病视网膜病变,还是在静脉和动脉栓塞性视网膜病变,这款仍在开发中的工具都具有极大应用潜力。

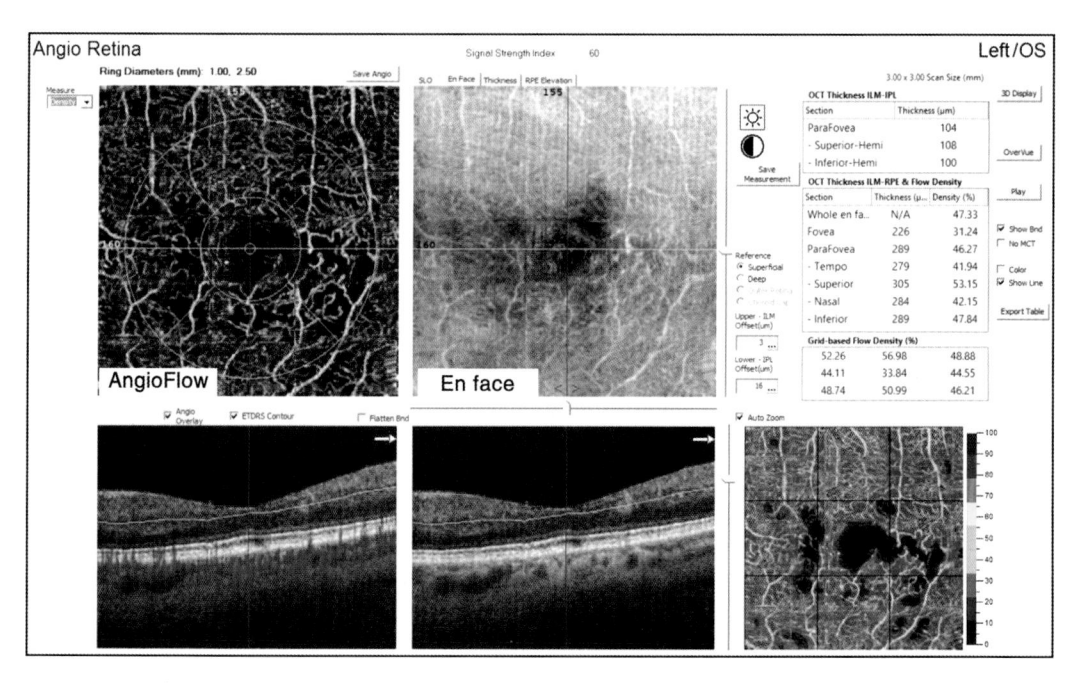

图 3A. 4A 浅层血管丛层面血管密度。右下方的血管密度图对应于左上方的血流图(AngioFlow)。右上方表格中的结果指的是叠加到血流图(AngioFlow)之上的圆形网格中的数值

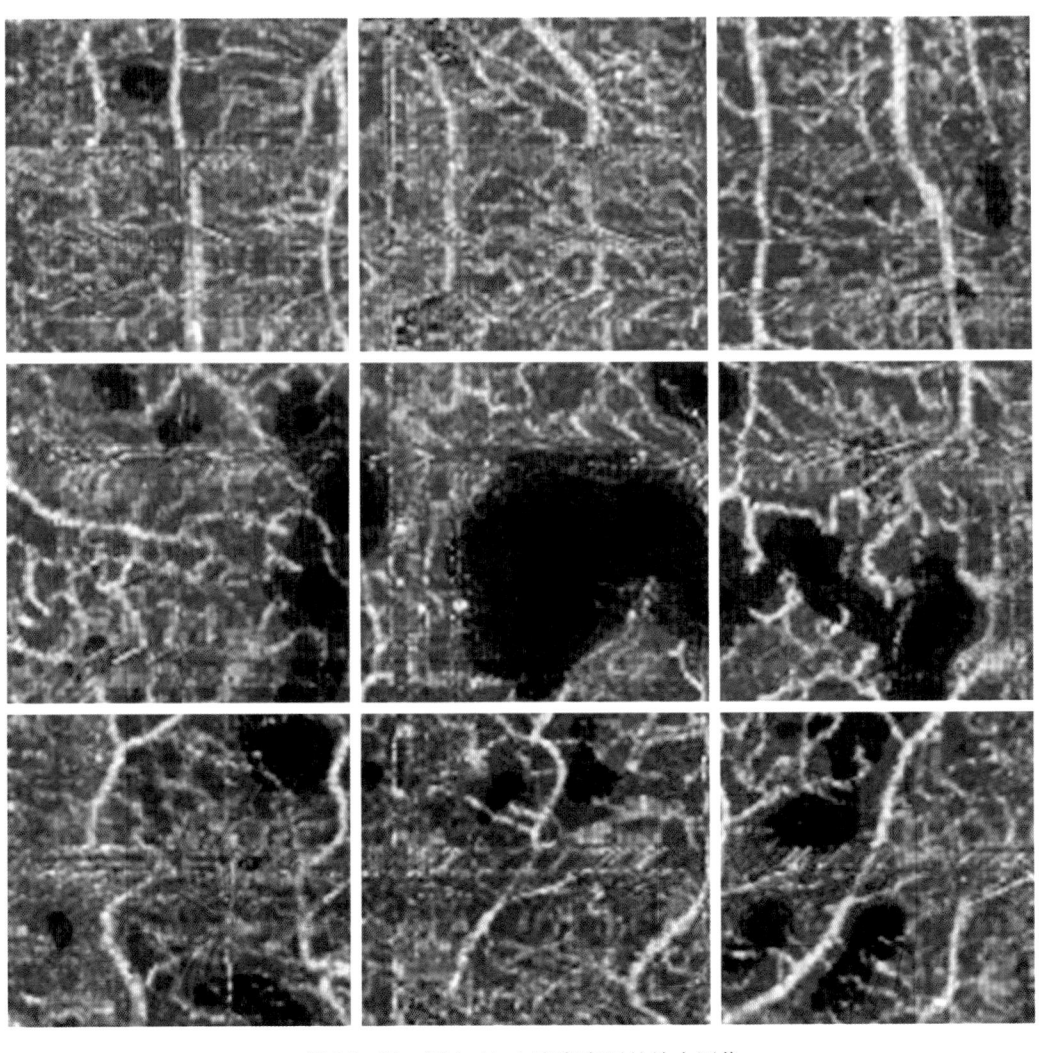

图 3A. 4B 图 3.4A 血流密度图的放大图像

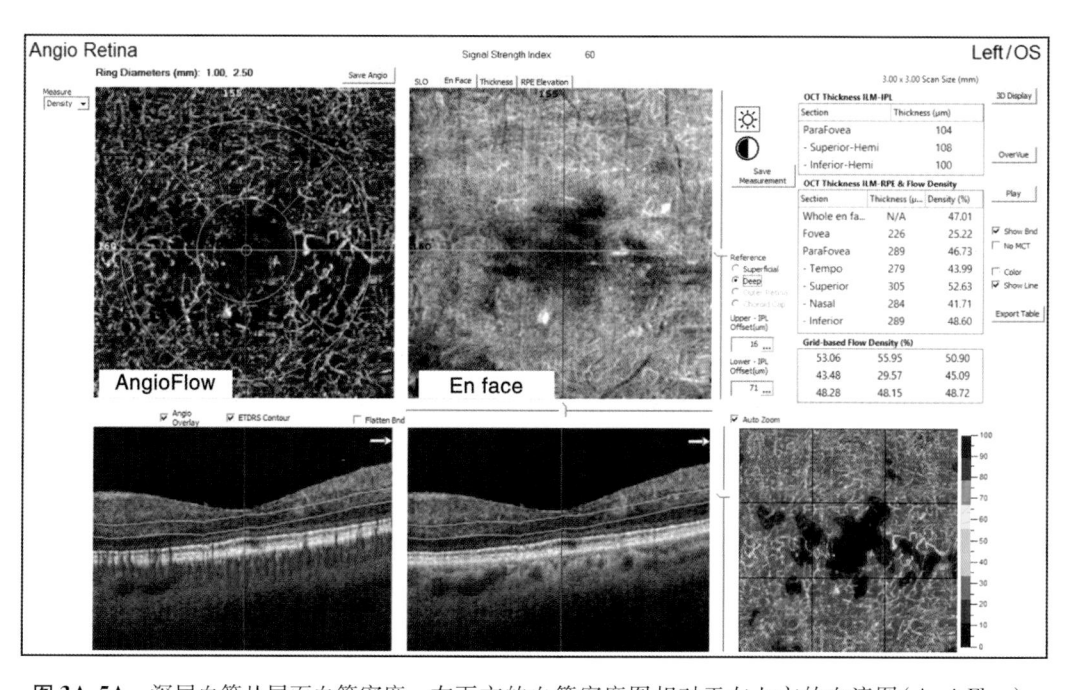

图 3A.5A 深层血管丛层面血管密度。右下方的血管密度图相对于左上方的血流图（AngioFlow）。右上方表格中的结果指的是叠加到血流图（AngioFlow）之上的圆形网格中的数值

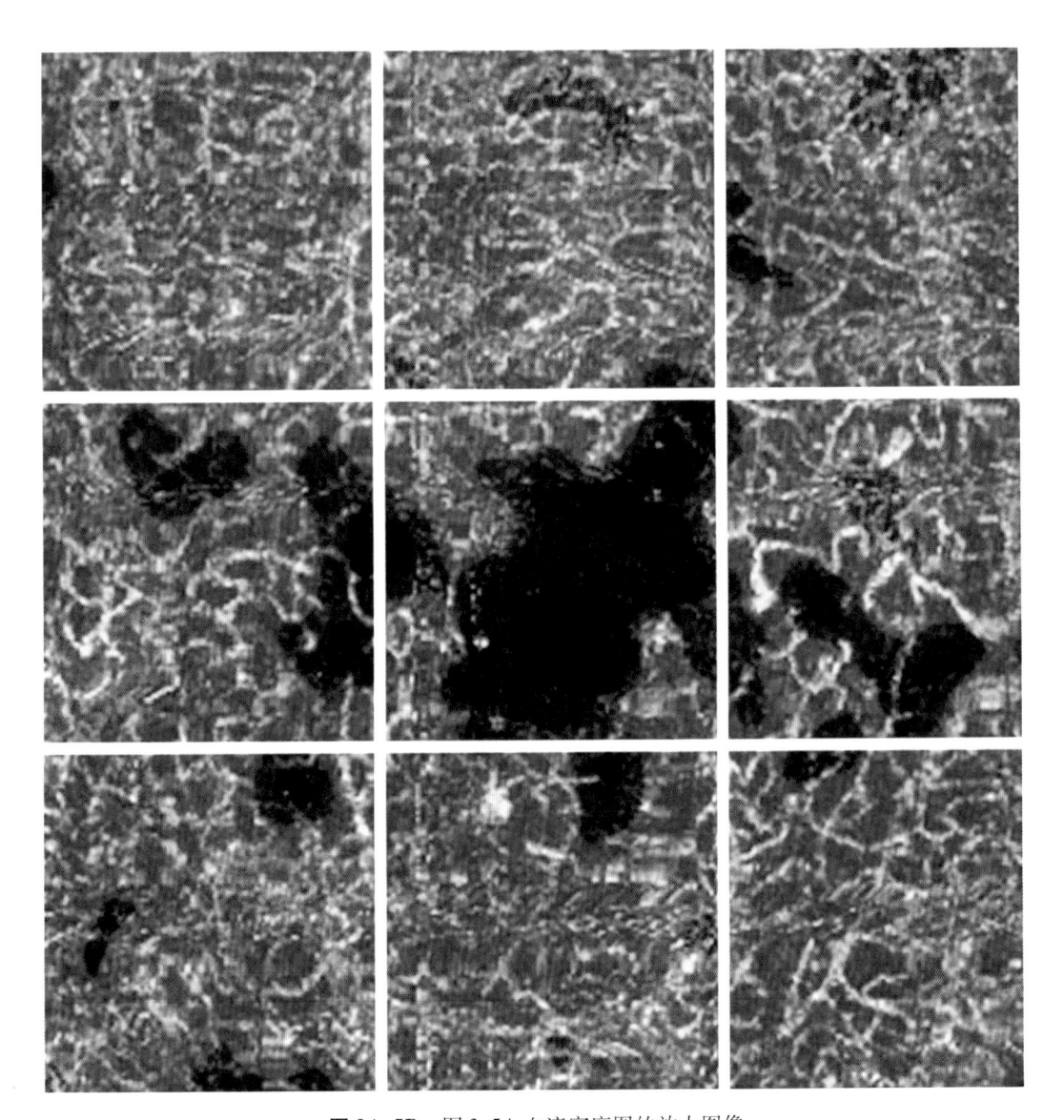

图 3A. 5B　图 3.5A 血流密度图的放大图像

3B OCT 血管成像应用的实际问题和伪影

Marco Rispoli,Bruno Lumbroso

OCT 血管成像与所有仪器和影像的诊断检查相同,获得的结果所包含的数据既有所关注组织的信息,也有被称之为伪影的一组失真或外来的数据。只有全面理解伪影成因,才能避免对获得信息的理解错误或歧义。

伪影通常产生于图像获取过程,与眼部内在特性、眼部运动、图像处理和显示方法密切相关。这几大类主要的伪影所形成的异常图像,分别有其特点并可被辨识。

我们将伪影根据 Richard Spaide、James Fujimoto 和 NadiaWaheed[1] 的建议分类和命名:

尽管还有其他大量潜在的伪影,主要伪影通常包括:

- 运动伪影:运动调控软件或相似技术可以减少眼球运动影响,目前很多产品都把应用眼球追踪系统避免此类问题作为首要任务。目前眼球运动可引起下列几个结果:
  - 白线伪影:在一个影像框中,由于眼球运动出现与某一部位并列的不连续区域,在二者交界面表现为高去相干而导致显示为白色,此类运动伪影被称为"白线伪影"。
  - 绗缝缺损:在图像获取过程中,当两个水平和垂直栅格由于眼球运动或扫视运动差异很大,而运动调控软件强行校准,即可形成棋盘样或绗缝缺损。
  - 拉伸伪影:缘于两幅非同一部位图像被不精确地整合在一起,导致图像边缘拉伸或外观模糊。拉伸伪影也可缘于眼

球运动。
  - 血管重影:此类问题与运动矫正技术(motion correction technology, MCT)校准系统导致的血管并列重现有关。
  - 间隙缺损:当运动调控软件重置图像片段以更加准确校准眼球运动时,将会缺失部分信息,表现为血管间隙缺损。
- 假阴性血流:当血流速度低于检测系统阈值时,或屈光间质混浊减弱信号,或类似视网膜色素上皮(retinal pigment epithelium, RPE)的高散射组织结构时,血流信号的缺失并不一定意味着血管或血流的缺失。因此,血流空洞这一名词便应运而生,用于描述某一区域信号缺失但存在的血流。
- 假阳性血流(无血流区域):这些血流由眼球运动噪声引起。导致这种错误的来源很多,目前尚不能用软件解决这一错误。此类伪影会导致血管密度增加和血流测量结果的异常。假阳性血流最可能来源于硬性渗出、色素堆积、血栓性微血管瘤、视网膜出血和囊样空间的边界。不要因为这些伪影而将非血管反光与血流信号混淆。
- 投射伪影:运动对比系统重要的不足之处,在于血流成像的层面与其实际血流位置的不同。内层视网膜血管滤过了通过的光线,在应用运动对比处理程序后,可能在 RPE 层面显示出同样的血管形态。算法矫正可以减少投射伪影,但现有的方

法比较粗糙,过多去除了深层血流信号。

- 饱和现象:为保持 OCT 血管成像的敏感性,血管内相对较低的血流速度也可表现为白色,增加血流速度也不能使之更亮。这种成像策略可以显示微小的、低血流流速的血管,但不能反馈血管内的真实血流情况。因此,可以说在较低流速的情况下血管亮度达到了饱和。我们知道小血管内血流速度低于大血管,但二者均显示为白色。

- 分层错误:en face 成像依赖于选择特定层面的视网膜,以研究其中包含的血管。在健康组织,选择某一层面观察血管通常比较准确。在与正常组织不同的病变部位,这种算法经常会失败。在正常眼,分层算法可能在一层或几层出现细微错误,任何组织形态变异都会增加分层错误风险。

糖尿病黄斑水肿会导致某些层次大幅增厚,但现有的方法参考正常眼的组织层厚进行分层,这意味着所选区域不能包含所有必要的组织,从而不能准确评价血流;反之,有些疾病引起视网膜变薄,所选区域会包含过多组织。高度近视导致眼部组织变形,经常引起分层算法错误。不关注 OCT 图像的分层而仅观察 OCT 血管成像的血管层,其结果是不足为信的。没有依据地选择切面位置,其结果准确性将无从谈起。

参考文献

1. Spaide RF, Fujimoto JG, Waheed NK. Image artefacts in optical coherence tomography angiography. Retina. 2015;35(11):2163-80.

4

正常视网膜及其血管结构的 OCT 血管成像

Maria Cristina Savastano, Marco Rispoli, Bruno Lumbroso

简介

OCT 血管成像在没有造影剂的情况下活体显现视网膜血管结构,并在任意时间检测管腔内血流,这有异于荧光血管造影(fluorescein angiography,FA)依赖造影剂推注时间的观察模式。但截至目前,尚不能观察血管弓之外的周边视网膜。

20 世纪上半叶的经典解剖学研究,证实了视网膜血管的分为三个区域层面:①浅层血管丛,可用检眼镜观察到视神经纤维层这些粗大、管径均匀的血管;②内层血管丛,位于接近内颗粒层内表面的大量细管径的毛细血管;③外层血管丛,形态与内层血管丛相似但位于外丛状层外表面。

OCT 血管成像确认了这些前期研究的结果,并有利于分层研究浅层血管丛和深层血管丛。其中深层血管丛又包含内/外层血管丛,但在 OCT 血管成像中被认为是一层。浅深两层血管丛在 OCT 血管成像中各有其特征,但在传统 FA 中并不能鉴别。

视网膜血管网

视网膜中有三个血管网:一个位于浅层和两个位于深层。分频谱振幅去相干血管成像(split-spectrum amplitude-decor-relation angiography,SSADA)算法提供的 OCT 血管图像,其高分辨率足以清晰观察内界膜下的 60 μm 层间区域的浅层血管丛,本层血管丛位于神经节细胞层和神经纤维层。由于深层血管丛的内外两层结构间距小于 30 μm,现有临床应用的 OCT 血管成像设备不足以到达临床应用的分辨率,在本章中按一层血管丛对待,包含位于内丛状层下至少 30 μm 的分层区域。

浅层血管丛位于神经节细胞层和神经纤维层。

两层深层血管网在本章被视作一层。它们位于内颗粒层和外丛状层。从解剖学角度,这一血管丛包括分别位于内颗粒层内缘和外丛状层外缘的两个血管丛。因 OCTA 无法将其单独分辨出来,故被视为一层血管结构。

视网膜内的分层(ILM,IPL,RPE,RPE ref)、扫描层面的厚度和参考层面等特定参数的引入可以更好地研究浅层和深层血管丛,而建立精确参考平面是为了更客观地比较不同操作者的分析结果。

浅层血管丛是从内界膜下 60 μm 范围内包括所有层内血管组织(**图 4.1**)。深层血管丛定义为内丛状层以下 30 μm 范围内所有可见的血管(**图 4.2**)。

OCT 血管成像可以显示供应这两层的视网膜血管的形态特征。

浅层血管丛:血管分布显示为在黑色背景下由上下血管弓产生并指向中心凹,呈向心分布的多重白色线状结构。主血管发出分支血管形成蛛网结构。扫描范围内的血管全层厚度均一呈线状,该网状结构中血管不会出现突然的方向改变或血管袢。扫描显示的是去相干的血管信号,在中心凹无血管区周围,毛细血管形成连续规律的弓形、网状结构。

深层血管丛:该层由大量环绕中心凹无血管区,呈水平、放射状相互连接的细网状血管,形成有序紧密的分布。环绕中心凹无血管区形成其血管结构。血管的厚度与血管的信号均匀一致。血管呈扇形排列并形成相互连接的复杂结构。

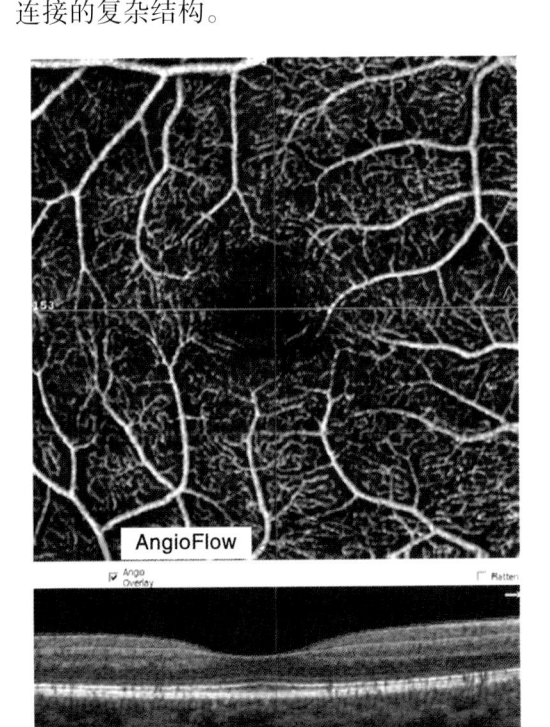

图 4.1 浅层血管丛:黑色背景下可见许多白色线状结构(血流),以向心模式向中心凹汇聚。主血管发出分支血管形成蛛网结构。中心凹无血管区周围,毛细血管形成的连续规律的网状结构。下图 B 扫描中正常血管显示为红色

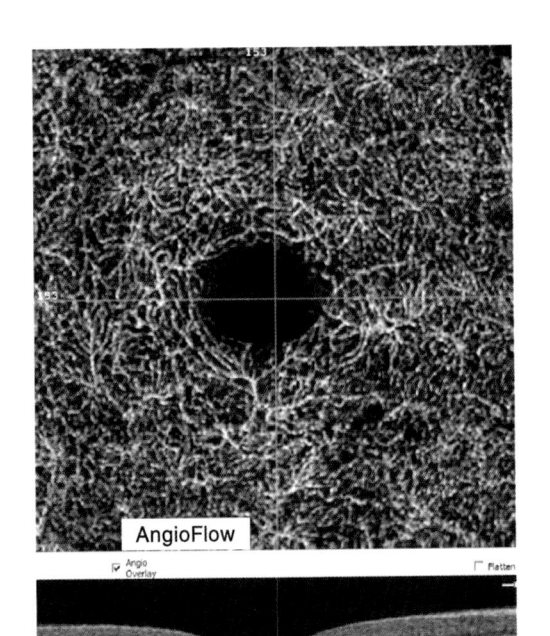

图 4.2 深层血管丛:该层由大量环绕中心凹无血管区呈水平、放射状相互连接的细网状血管,形成有序紧密的分布。血管呈扇形排列并形成相互连接的复杂结构。下图 B 扫描显示正常血管为红颜色

浅层和深层血管网的相互连接:在同一血管丛内包含连接浅层和深层呈垂直吻合的细小连接血管。相互连接的血管分支起源于浅层血管网,不断穿入深层最终在深层血管丛呈扇形展开。每个垂直吻合血管的末端可见水平扇形连接的复杂血管结构(图 4.3)。

而在荧光血管造影中,两层血管会重叠,因此不能区分和单独评估,不能做到两层血管同时显影,导致无法分析浅层和深层血管特征以及所涉及的各种各样的病理改变。在健康眼内,浅层血管丛包括大量血管与深层相连的部分,两层血管丛均呈围绕中心凹无血管区向心分布。深层血管丛包含细小扇形血管相互连接形成复合结构。

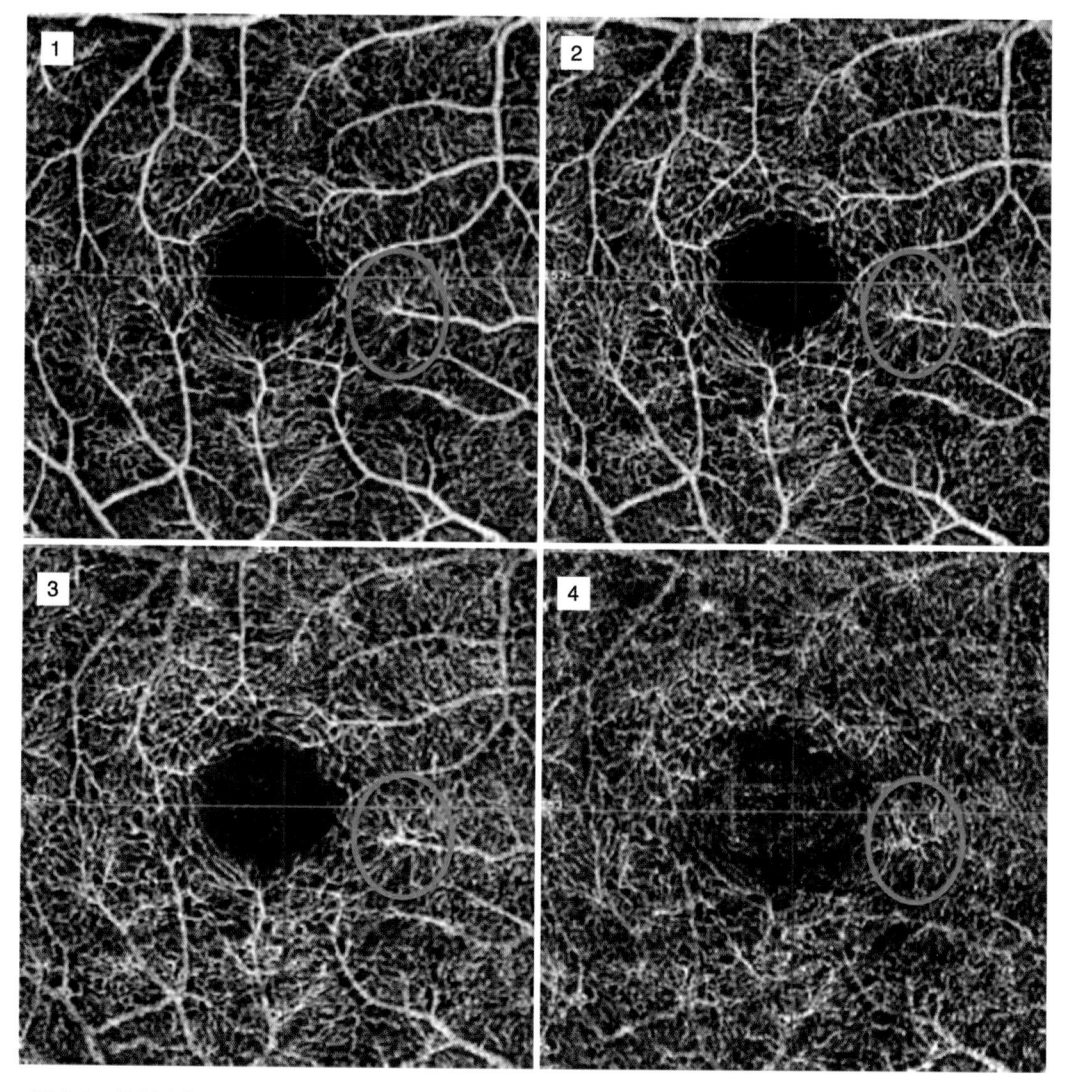

图 4.3 浅层和深层血管网的相互连接:图 1 ~ 4 为连续 en face OCT 扫描成像显示的从浅层网状结构到深层网状结构的图像。图中蓝圈标记了相互连接的血管分支的不同特征,相互连接的血管分支起源于浅层血管网,不断穿入深层最终在深层血管丛呈扇形展开

在荧光血管造影看到的是血管内的荧光素,并不能直接看到血管本身的形态。这种情况在网膜屏障破坏导致荧光素渗漏或池样染料蓄积遮挡实际血管时最为显著。

OCT 血管成像不用染料就可以精确显示血管内血流情况。这被证明是一种显示血管的好方法,但对于其图像解读必须随之更新,因此需要新的诊断参数来判断血管的病变。

目前 OCT 血管成像的局限性在于扫描范围仅包括黄斑区范围(3mm×3mm ~ 6mm×6mm)。在不久的将来,全景扫描的出现可望获得更多、更详尽的信息;另一个局限性在于迄今尚无用于显示色素上皮层下结构的应用软件。

参考资料

1. Carpineto P, Mastropasqua R, Marchini G, et al. Reproducibility and repeatability of foveal avascular zone measurements in healthy subjects by optical coherence tomography angiography. Br J Ophthalmol, 2015. [Epub ahead of print].

2. Druault A. Appareil de la Vision. Traité d'Anatomie Humaine. Poirier et Charpy, 1911;1: 1018.

3. Duke-Elder S. The Anatomy of Visual System. London, United Kingdom. 1961;2:372-6.

4. Hogan M, Alvarado J, Weddell JE. Histology of the Human Eye—An Atlas and Textbook. Philadelphia, PA: WB Saunders; 1971.

5. Huang D, Swanson EA, Lin CP, et al. Optical coherence tomography. Science. 1991;254: 1178-81.

6. Jia Y, Bailey ST, Wilson DJ, et al. Quantitative optical coherence tomography angiography of choroidal neovascularization in age-related macular degeneration. Ophthalmology. 2014; 121:1435-44.

7. Jia Y, Tan O, Tokayer J, et al. Split-spectrum amplitude decorrelation angiography with optical coherence tomography. Opt Express. 2012;20: 4710-25.

8. Redslob E. Anatomie du Globe Oculaire. Traité d'Ophtalmologie. Paris, France: Masson, édit, 1939;5:382.

9. Savastano MC, Lumbroso B, Rispoli M. In vivo characterization of retinal vascularization morphology using optical coherence tomography angiography. Retina. 2015;35:2196-203.

10. Spaide RF, Klancnik JM Jr, Cooney MJ. Retinal vascular layers imaged by fluorescein angiography and optical coherence tomography angiography. JAMA Ophthalmol. 2015;133:45-50.

5 糖尿病视网膜病变与OCT血管成像

Maria Cristina Savastano,Marco Rispoli,Bruno Lumbroso

简介

糖尿病视网膜病变（diabetic retinopathy，DR）是糖尿病一种主要致盲眼部并发症。直到并发症晚期其症状才明显，因此限制了该病的有效治疗时机。

与发生较早和快速进展的糖尿病视网膜病变有关的主要危险因素有：糖尿病病程、糖代谢失衡、血压控制不良和血脂异常。美国眼科学会（American Academy of Ophthalmology，AAO）就DR分类于2001进行了更新，并于2003年2月获得批准。

即使荧光血管造影作为评价糖尿病相关血管异常的方法已被广泛接受，但OCT血管成像（OCT angiography，OCTA）在临床上的应用在不断增加。OCT血管成像不需

要造影剂，并且通过SSADA这一专用软件可以看到视网膜循环。利用SSADA技术的OCTA通过详尽特定层面的检查，显示视网膜血管异常的细节表现。通常，在OCTA中显示为明显的糖尿病眼底病变，而在检眼镜或结构OCT中并不显著。（图5.1A～图5.1C）

在糖尿病病人中，OCT血管成像显示一些视网膜的改变是非常清晰的。常常可以看到中心凹无血管区（foveal avascular zone，FAZ）扩大和微血管瘤。OCT血管成像可以分层检测浅层血管丛和深层血管丛，使得在描绘各种糖尿病损害，界定视网膜受累范围成为可能。例如：FAZ扩大在浅层毛细血管丛清晰可见；微血管瘤的囊样扩张在深层毛细血管丛更为明显（图5.2A～图5.2C）。

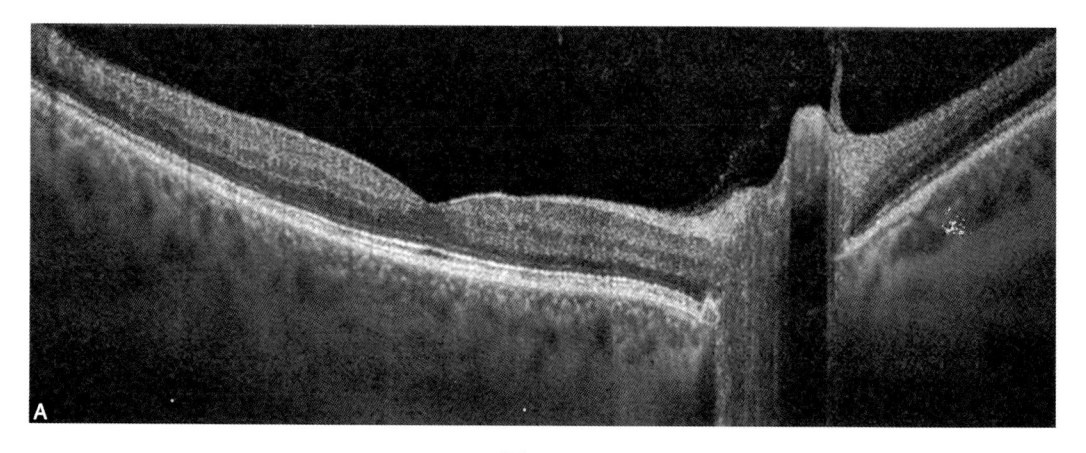

图 5.1A

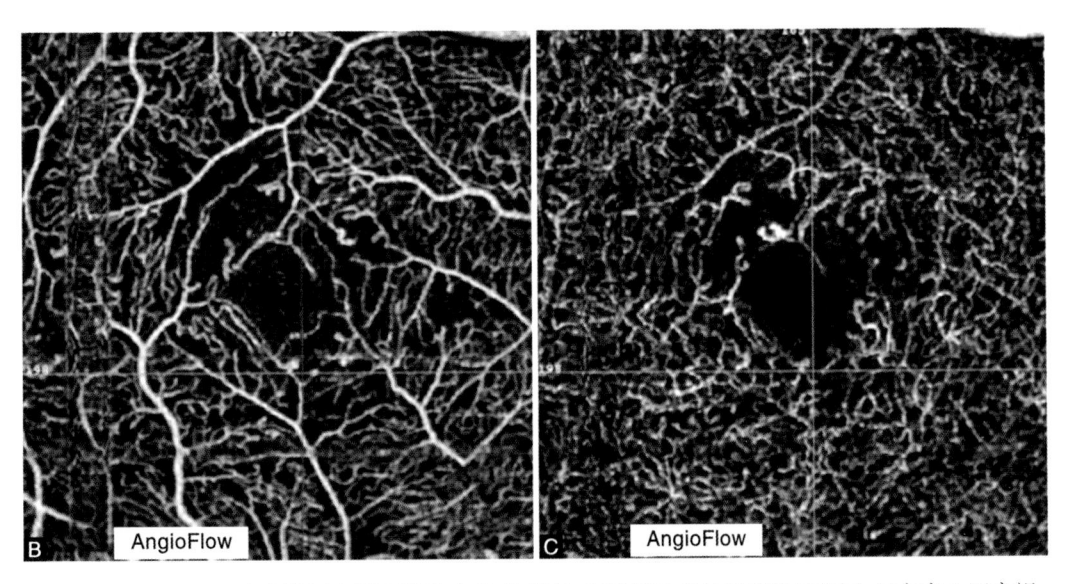

图 5.1B ~ 图 5.1C　(A)糖尿病视网膜病变患者,结构 OCT 显示未见形态学的破坏,只有中心凹旁视网膜轮廓改变。(B)OCTA 的浅层血管丛可见伴随中心凹无血管区(foveal avascular zone,FAZ)扩大的缺血性黄斑病变,以及中心凹旁的血管扩张。(C)OCTA 深层血管丛显示血管纹理疏松以及充血扩张的微血管瘤

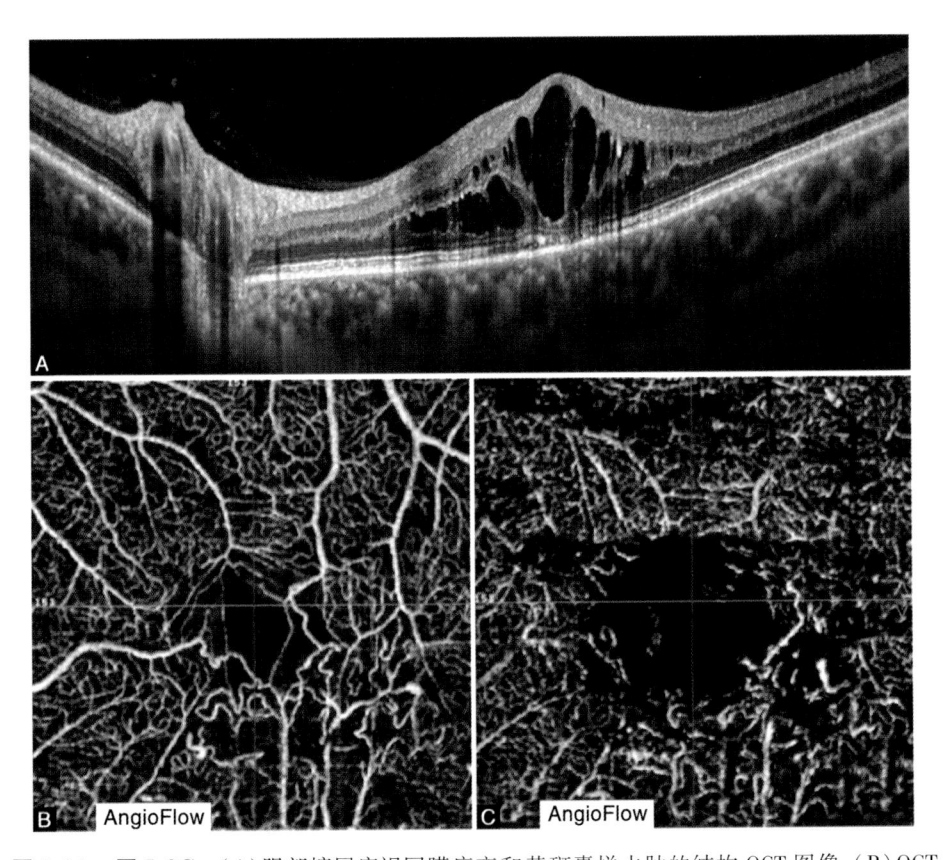

图 5.2A ~ 图 5.2C　(A)眼部糖尿病视网膜病变和黄斑囊样水肿的结构 OCT 图像;(B)OCT血管成像显示浅层血管丛中心凹无血管区扩大以及大量血管扭曲变形;(C)OCTA 显示在深层血管丛由于内层视网膜囊样间隙造成部分形态的改变,并显示伴随充血弥漫的血管改变

微血管瘤只有在内部有血流时才能在 OCT 血管成像中显像。因此,微血管瘤形成血栓时在 OCTA 中表现为信号缺失、无法被检测到。此外,微血管瘤内血流流速很慢的情况下,在分频幅去相干血管成像(split-spectrum amplitude-decorrelation angiography,SSADA)系统中也表现为信号缺失。

分析无血管区扩大与缺血性黄斑疾病的研究是一致的。

- OCTA 中出现黄斑囊样水肿显示为血流缺失,这是由于"下滑的"视网膜组织与视网膜内囊样腔隙相连所致,该现象在分析深层血管丛时更明显(**图 5.3A ~ 图 5.3B**)。当出现黄斑水肿时,OCT 血管成像可以分析两层血管层,识别毛细血管迂曲和充血。血管充血在缺血边缘更显著。

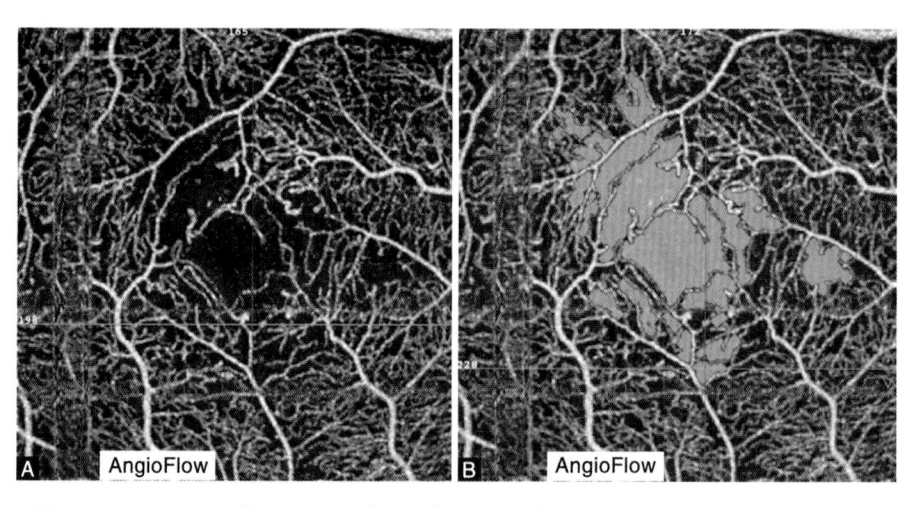

图 5.3A ~ 图 5.3B 糖尿病视网膜病变伴缺血性黄斑病变的 OCT 血管图像:(A)中心凹无血管区(包含毛细血管丢失区)周围低灌注区对应于浅层血管丛;(B)同一区域经集成计算软件突出显示为"无血流"

应用 OCTA,可以鉴别 FAZ 与毛细血管缺失区,这一现象分析浅层血管丛时并不明显。该现象对应于缺血区细微毛细血管分支的消失(**图 5.4A ~ 图 5.4B**)。

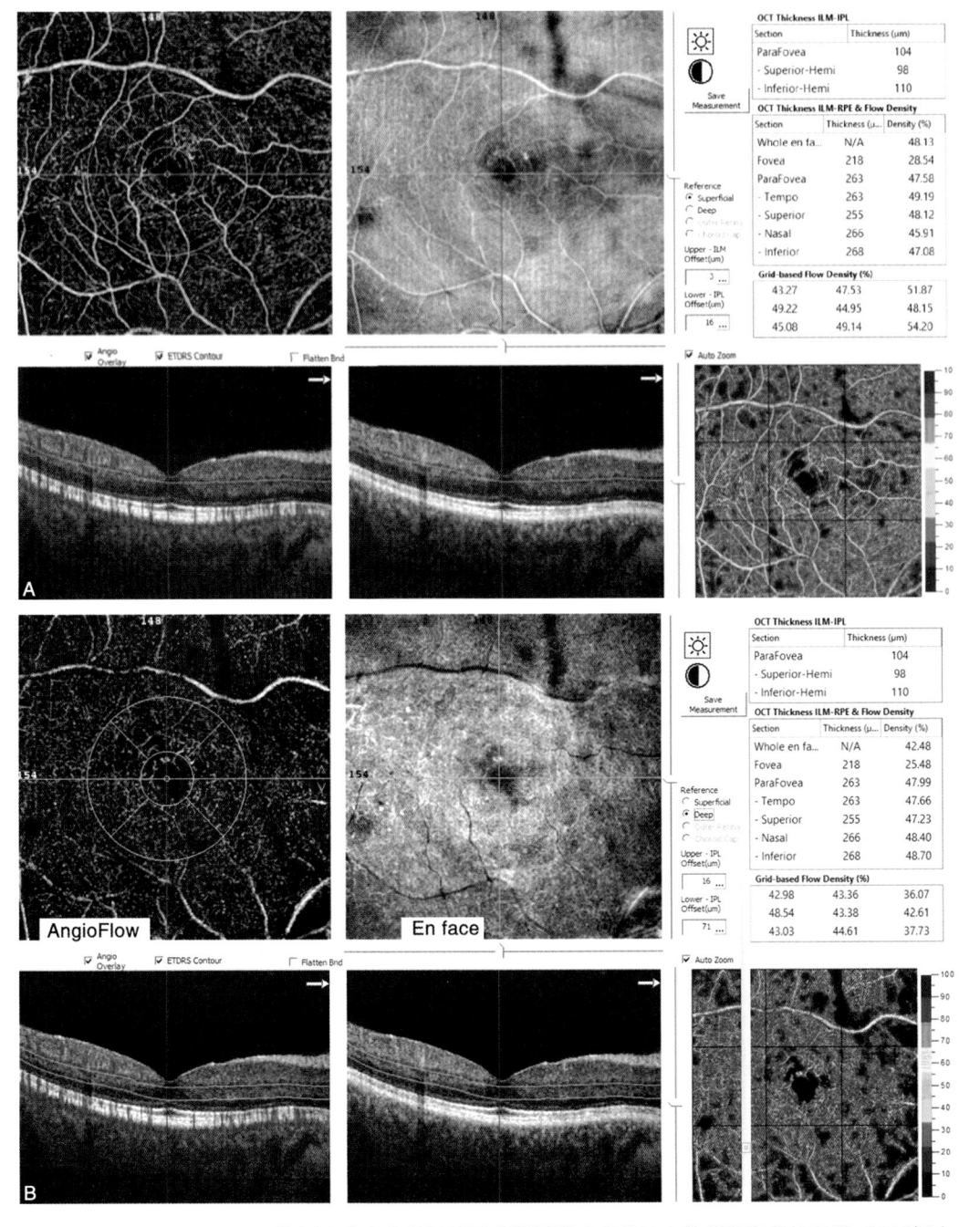

图 5.4A ~ 图 5.4B OCTA 使用血流密度分析糖尿病视网膜病变伴缺血性黄斑病变的患眼:(A)浅层血管丛的血流密度;(B)深层血管丛的血流密度

客观的定量分析

血流区域:随着 OCT 血管成像软件发展,可以显示扩大的中心凹无血管区和缺血区域(**图 5.4A**)。

血流密度:整合新的算法可以客观的评价任意层面血流密度(**图 5.4B**)。

参考资料

1. Agemy SA, Scripsema NK, Shah CM, et al. Retinal vascular perfusion density mapping using optical coherence tomography angiography in normals and diabetic retinopathy patients. Retina. 2015;35(11):2353-63.

2. Hwang TS, Jia Y, Gao SS, et al. Optical coherence tomography angiography features of diabetic retinopathy. Retina. 2015;35(11):2371-6.

3. Ishibazawa A, Nagaoka T, Takahashi A, et al. Optical Coherence Tomography Angiography in Diabetic Retinopathy: A Prospective Pilot Study. Am J Ophthalmol. 2015;160(1):35-44.

6

血管阻塞

Marco Rispoli,Bruno Lumbroso,Maria Cristina Savastano,
Jean Francois Le Rouic,Pascal Peronnet

分支或中央静脉阻塞

Marco Rispoli,Bruno Lumbroso,Maria Cristina Savastano

中央视网膜静脉阻塞和分支静脉阻塞

视网膜静脉阻塞是急症,可以波及视网膜中央静脉的一个分支或分支的一个小部分。荧光血管造影可以突出阻塞造成的血管异常。近些年,自 OCT 血管成像引入后,可以进一步分别研究阻塞区域视网膜各层情况。

荧光血管造影与 OCT 血管成像（OCT angiography,OCTA）的差异

在分支静脉阻塞患眼,OCTA 显示两层血管网中的毛细血管非灌注区,与荧光血管造影显示的毛细血管无灌注区是一致的（图 6.1A ~ 图 6.1B）。

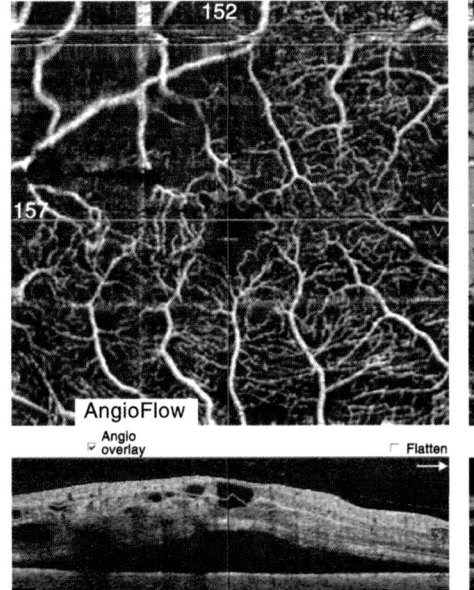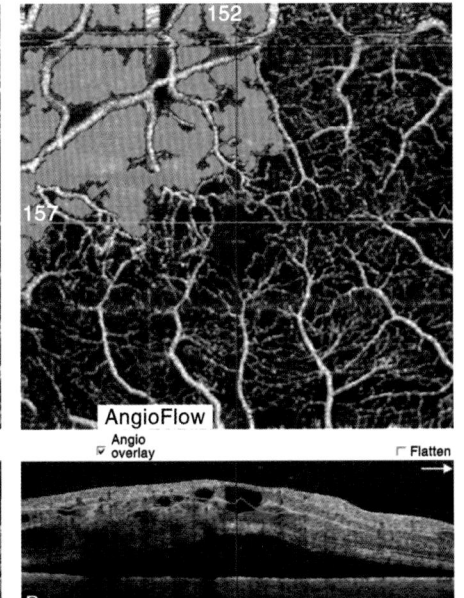

图 6.1A 和图 6.1B　两层血管网均可见毛细血管无灌注区。OCTA 突出显示了两层血管网毛细血管无灌注区域。阻塞区域在浅层血管丛和深层血管丛都非常明显,但是当分析浅层血管丛时会更加明显。软件用黄色来突出显示无血流灌注区

由于没有荧光血管造影中晚期荧光素渗漏的遮蔽效应,这些区域看起来非常清晰。阻塞区域在浅层血管丛和深层血管丛都非常明显,尤其在分析浅层血管丛时更加明显。

在深层血管丛,血管充盈扩张更为明显,可见排列不均的毛细血管,一部分管径增粗、变细或闭塞,呈现为粗糙、增大、稀疏的血管网,伴随纤细、浅灰色纹理的结构(**图6.2**)。

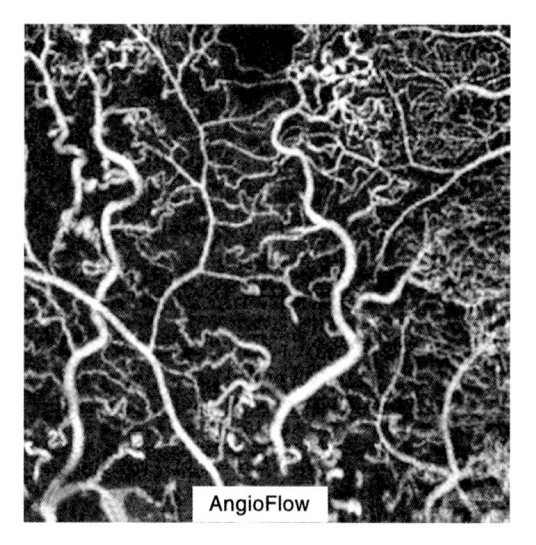

图6.3 浅层血管网。浅层血管网清晰可见动静脉吻合和血管袢。这一特征由于荧光血管造影荧光素渗漏而无法分辨。在无灌注区内,毛细血管可见锐利的断端。深层血管丛的一些动静脉吻合位于内核层

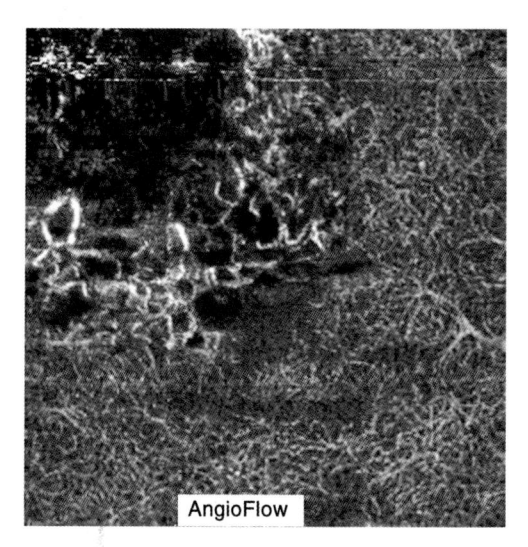

图6.2 深层血管丛血管充血。血管充盈扩张更为显著,伴随排列不均的毛细血管,一部分管径增粗、变细或闭塞,可见粗糙纹理的血管网,呈现扩张、稀疏的网状结构

在OCTA中可以清晰地看到动静脉吻合和血管袢(**图6.3**)。这一特征由于荧光血管造影中晚期荧光素渗漏而无法分辨。

在缺血或低灌注区,可见稀疏毛细血管与灰色背景对比明显。纹理由细变粗的部分需重点关注。在毛细血管无灌注区内,常见毛细血管中断且断端锐利。有时候在内核层深层血管丛内可见动静脉吻合伴深层血管网的毛细血管。

视网膜水肿区域因为没有染料着染,所以在OCTA不容易区分。但有时可以发现扩大和扭曲的毛细血管网。这一间接征象在OCTA上被用于水肿的分析。应用分频幅去相干血管成像(split-spectrum amplitude-decorrelation angiography,SSADA)计算方法的优势在于,几乎可以除外全部组织结构的数据,而观察到与低血流信号密度、细小分隔内有关的网膜内细胞水肿的暗区,有时还能凸显出小血管的结构(**图6.4**)。

荧光素血管造影通过造影剂染色显示血管壁及其成分,OCTA显示的是对应于纤细的血管内径,周围暗区代表的是增厚的血管壁。因此荧光素血管造影和OCT血管成像在图像上截然不同(**图6.5和图6.6**)。

相较于荧光素血管造影,视网膜出血在OCTA上显示为遮蔽但不甚明显。在缺血区域内,背景纹理可呈现由灰白到浅灰颗粒的结构。

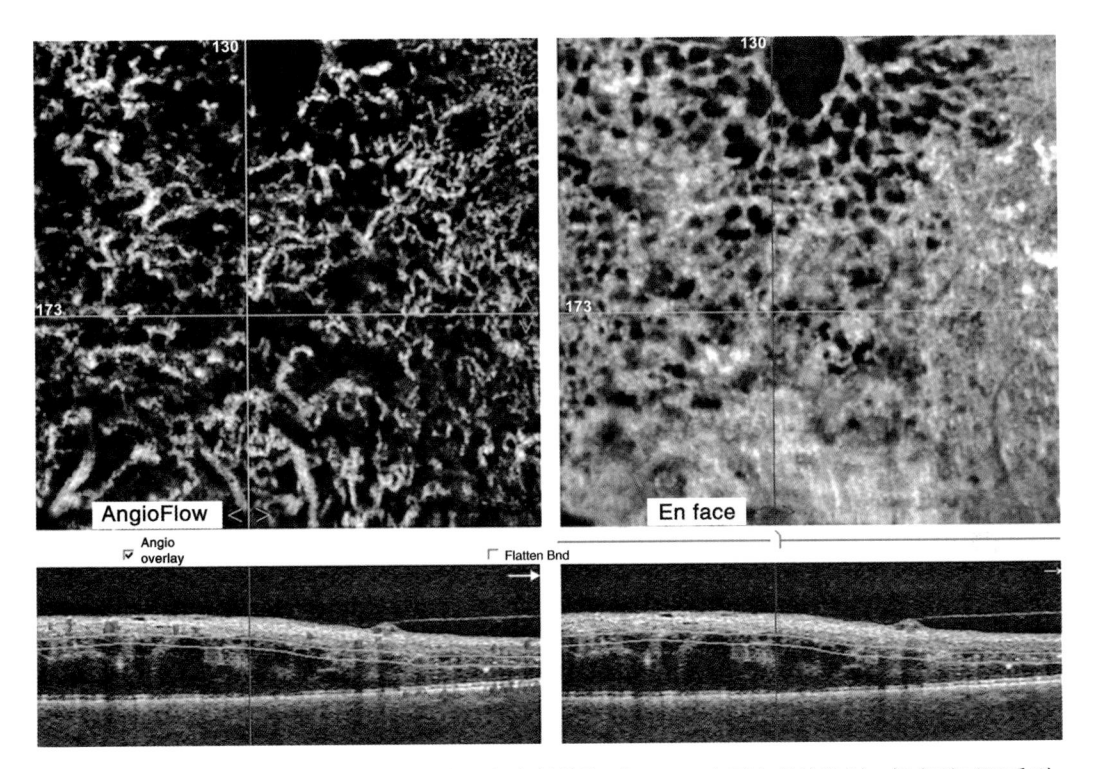

图6.4 水肿区域。视网膜水肿区域因为没有染料着染,在OCTA中不容易被鉴别。但有时可以看到扩大和扭曲的毛细血管网。这一间接征象被用于OCTA上水肿的分析。网膜内细胞水肿的暗区与低血流信号密度的细小分隔有关

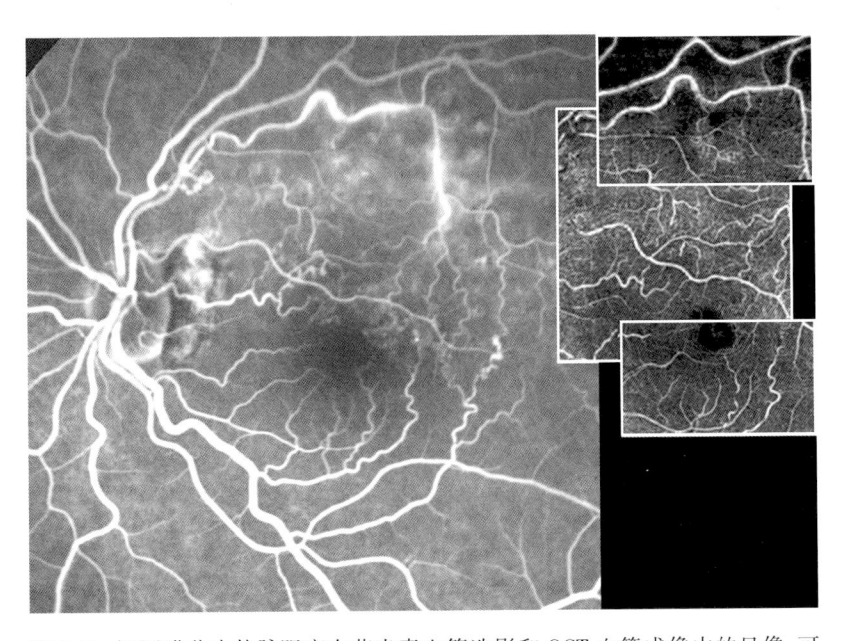

图6.5 视网膜分支静脉阻塞在荧光素血管造影和OCT血管成像中的显像,可见在OCT血管成像中无染料渗漏

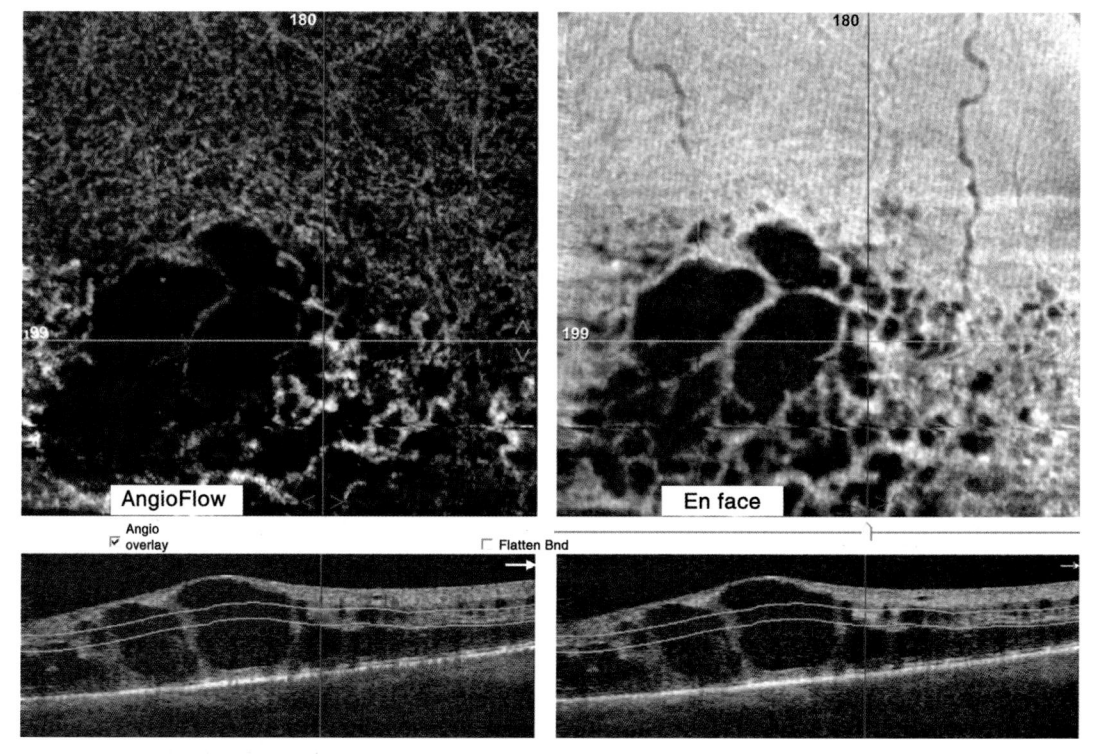

图 6.6　水肿区域:视网膜水肿区域可见增宽、扭曲的毛细血管网。视网膜内细胞水肿的暗区被细小低密度的分隔隔开

OCTA

浅层血管丛

浅层血管丛缺血时,可以看到结构改变,特别是在黄斑缺血的病例。阻塞区域不仅在浅层血管丛很明显,在深层血管丛亦可见到。无灌注区分界在浅层血管丛更显著,动静脉吻合和血管袢清晰可见。在这些病例中,血管走行模糊不清而不再是线状,管壁不规则增厚且分段不连续,管径狭窄;在中心凹无血管区周围可见血管走行中断伴末梢膨大,与正常人相比,中心凹扩大。其他表现包括许多微血管异常,深层血管丛血管明显充血扩张,血流分段。无血流区域及毛细血管丢失区域表现为该区的毛细血管稀疏且明显。

由于没有染料渗漏,OCTA 可见视网膜水肿区域表现为毛细血管网扩张、变形以及模糊、扩张的毛细血管。

深层血管丛

深层血管丛的改变主要见于静脉阻塞的缺血区域。可见毛细血管分布不规则合并无灌注区血管走行的变异。管径增粗而扩张的毛细血管取代了管径变窄或闭塞的毛细血管。可见一些质地粗糙的血管网伴随着扩张、稀疏且拥有纤细灰色纹理结构的血管网。

病变区域血管壁增厚,视网膜不同层内可见多发不规则分流。受到影响的血管区结构、纹理表现不同。在深层血管丛,血管充血扩张增多明显。除此之外,血管粗细不均,表现为局部扩张、以及大小不等的动脉瘤和微血管瘤。血管扩张充血主要见于正常与阻塞区视网膜的交界处。

正常和缺血区的边界

　　主要改变表现在正常视网膜和阻塞区域交界区。一些毛细血管出现不同程度的扩张，另一些则收缩或闭塞。可见血管网有些扩张，有些则变小、稀疏。在视网膜不同层内可见血管包括多个不规则转向，最多见于正常和阻塞视网膜交界区。由于血管生成受到影响，非灌注区血管纹理也不相同。在深层血管丛血管扩张，血管管径异常表现为局部扩张以及不同大小的动脉瘤和微动脉瘤。血管扩张也是主要见于正常视网膜和非灌注区的交界边缘。

中心凹无血管区

　　与正常人相比中心凹无血管区扩大且不规则；缺血区域与无血管区融合使无灌注区扩大。

视网膜中央静脉阻塞

　　在阻塞的急性期，后极部出血和血管充血扩张使潜在的无灌注区可见度降低，特别是水肿严重时。血管淤血扩张影响深浅两层血管丛，但深层血管丛变化更为明显（**图 6.7A 和图 6.7B**）。

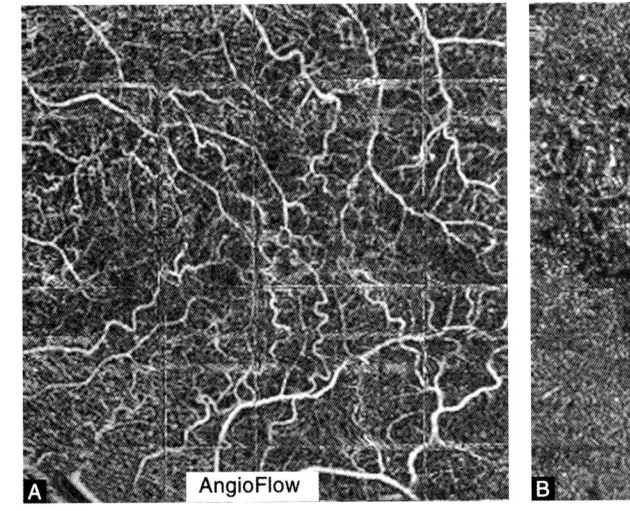

图 6.7A 和图 6.7B　视网膜中央静脉阻塞。在阻塞的急性期，后极部出血和血管充血扩张使潜在的无灌注区可视性降低，特别是水肿严重时。血管充血影响深浅两层血管丛，但深层血管丛变化更为明显

新发视网膜缺血

　　OCTA 可以突出显示主要的视网膜表层血管，这些血管由于缺血造成分支消失。在新发缺血病变毛细血管缺失几乎只累及浅层血管丛，而深层血管丛毛细血管形态、管径及反射性仍然不变（**图 6.8**）。

长期存在的视网膜缺血

　　长期存在的视网膜缺血可见小血管分支进一步分流，连接浅层血管丛和深层血管丛。通过对图像深度的逐步调整，从浅层血管丛向深层血管丛移动，则可见小的高血流的血管干深入至深层血管丛。

　　借由分析深层血管丛可发现血管网管径、血流和形态学的改变。这种改变很有可能是由于继发于两层血管丛连接处的压力和血流改变造成的。在深层血管丛可见一些高血流点，随着扫描平面向浅层移动，这些高血流点与分流血管干相延续到表层。

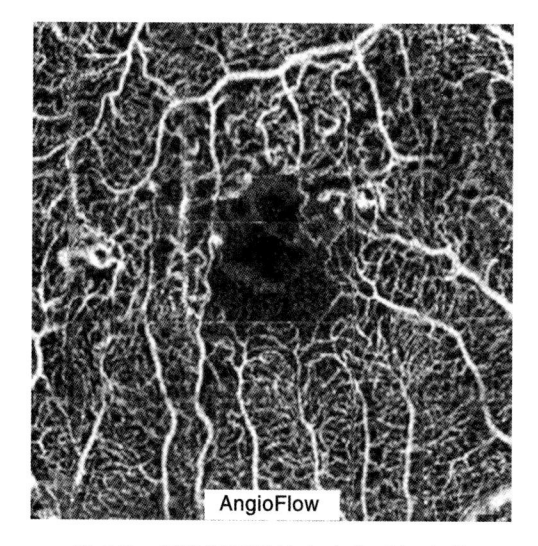

图 6.8 新发视网膜缺血病变毛细血管缺失几乎只累及浅层血管丛,而深层血管丛毛细血管形态、管径及反射性仍然不变

高血流的分流血管得以检测,这都要归功于 SSADA 对血流差异探查的高敏感性,尤其是与横向血管结构有关而平行于入射光的血流成分。

动脉阻塞

分支动脉阻塞时浅层血管网可见毛细血管中断、分支消失。深层血管网可见阻塞造成血管结构的完全中断,大量毛细血管缺失。一些区域出现血管增粗,大部分区域出现血管闭塞。深层毛细血管网可见比正常人扩大的血管网。研究动脉阻塞 OCT 血管成像表现需要特别注意。新发阻塞会出现全层视网膜内水肿,主要影响内层视网膜。在结构 OCT 水肿的视网膜层表现为高反射。正是由于这一原因,OCT 血管成像可能会观察到这些层面的投射伪影,而不仅仅是色素上皮层会出现这种现象(**图6.9**)。

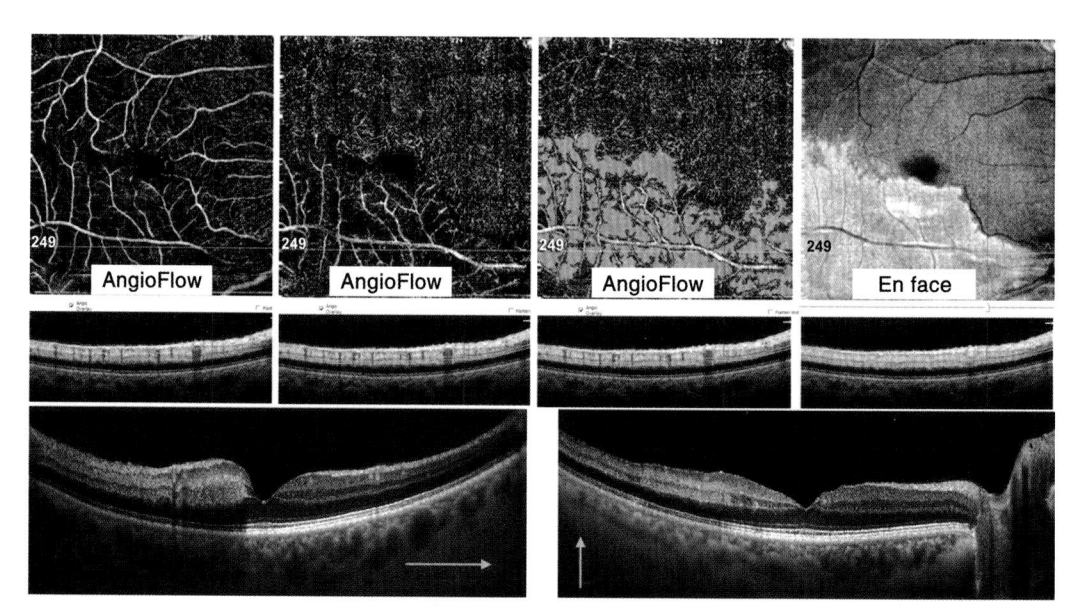

图 6.9 分支动脉阻塞。分支动脉阻塞时浅层血管网可见毛细血管丢失、分支血管消失。深层血管网可见,阻塞造成血管结构中断,大量毛细血管丢失,一些区域出现血管增粗,其他区域出现血管完全闭塞。深层毛细血管网可见扩大的血管网。在结构 OCT 上,水肿的视网膜层表现为高反射。正是由于这一原因,OCT 血管成像可能会观察到这些层面的投射伪影,而不仅仅是色素上皮层会出现这种现象

视网膜动脉阻塞

Jean Francois Le Rouic, Pascal Peronnet

简介

视网膜动脉阻塞发生机率小。视网膜中央动脉阻塞（central retinal artery occlusion, CRAO）的发病率估计为 1/100 000，因该病首诊于眼科的人群比例为 0.5‰～1.0‰。然而，由于缺血区视网膜可能远离中心凹处而不被察觉，所以该病真正发病的时间难以确定。视网膜动脉阻塞好发于男性，患者平均年龄为 60 岁。

造成非动脉炎性视网膜中央动脉阻塞（nonarteritic central retinal artery occlusion）的最常见原因是血栓。最常见来源于颈动脉疾病，常由动脉硬化斑块所致。房颤、卵圆孔未闭、风湿性疾病或心内膜炎后所安装的人工瓣膜或导致的异常心脏瓣膜同样也可能造成视网膜动脉血栓。

非动脉炎性视网膜中央动脉阻塞的危险因素包括：高血压、糖尿病、颈动脉疾病、冠状动脉疾病、脑卒中和吸烟。

在年轻人（低于 50 岁）中，前动脉粥样硬化的状态，如：高同型半胱氨酸血症、蛋白 C 和 S 以及抗凝血酶缺乏、抗磷脂抗体或凝血酶原基因突变、高黏滞综合征或血红蛋白病如：镰状细胞疾病、血管痉挛所致偏头痛、副肿瘤综合征均可能引起非动脉炎性视网膜中央动脉阻塞。

其他造成年轻人视网膜动脉阻塞的病因包括：持续长时间的眼部压迫、血管炎、或少见的因病毒感染造成的后遗症，如水痘或带状疱疹病毒感染。

另外一种导致高龄（多大于 65 岁）视网膜动脉阻塞的原因是巨细胞动脉炎（giant cell arteritis, GCA）。大约占 CRAO 病例中的 4.5%。

在判断导致视网膜动脉阻塞病因时，必须要考虑年龄和伴随的系统症状。

视网膜动脉阻塞：急性期

视网膜动脉阻塞（retinal artery occlusion, RAO）可波及视网膜中央动脉或其中一个分支。非动脉炎性 CRAO 中，睫状体视网膜动脉赦免的占患者的 49.5%。

研究结果显示，节状细胞的敏感性，在 RAO 105 分钟后即无法复原。因此 CRAO 之后的中心视力很难恢复。

在急性期，毛细血管血流迅速减少导致轴浆淤滞、细胞内水肿以及内层视网膜缺血坏死。视网膜动脉阻塞后 7 天内眼底可见如下改变：受累区视网膜苍白、樱桃红斑、视网膜动脉变细、直视下可见动脉内栓子。

荧光素血管造影可见受累血管无灌注或充盈延迟，动脉管径变细，视网膜分支动脉可见血流节段。OCT 可见可见由于视网膜水肿而导致的视网膜内层增厚。

通过 OCT 血管成像（OCT angiography, OCTA），可在视网膜浅层和深层血管丛见到动脉阻塞处和视网膜缺血边界。但是，外层视网膜的遮蔽阴影会对深层血管丛的分析造成困难。深层毛细血管丛病灶的再灌注恢复有时可见于阻塞视网膜动脉供应区。

近来一种名为急性旁中心中层黄斑病变（paracentral acute middle maculopathy, PAMM）

的疾病分型也被提及。该病基于频域 OCT 发现有患者黄斑中心凹周围的分支动脉阻塞。PAMM 包括多种视网膜血管疾病例如：动静脉联合阻塞、远达性视网膜病变或高血压视网膜病变。

在急性期，频域 OCT 显示在内核层（inner nuclear layer，INL）高反射带状病灶，避开了外层视网膜。眼底镜检查可见小的阻塞动脉，有时可见 PAMM 病灶处局部小血栓（**图 6.10** 和**图 6.11**）。

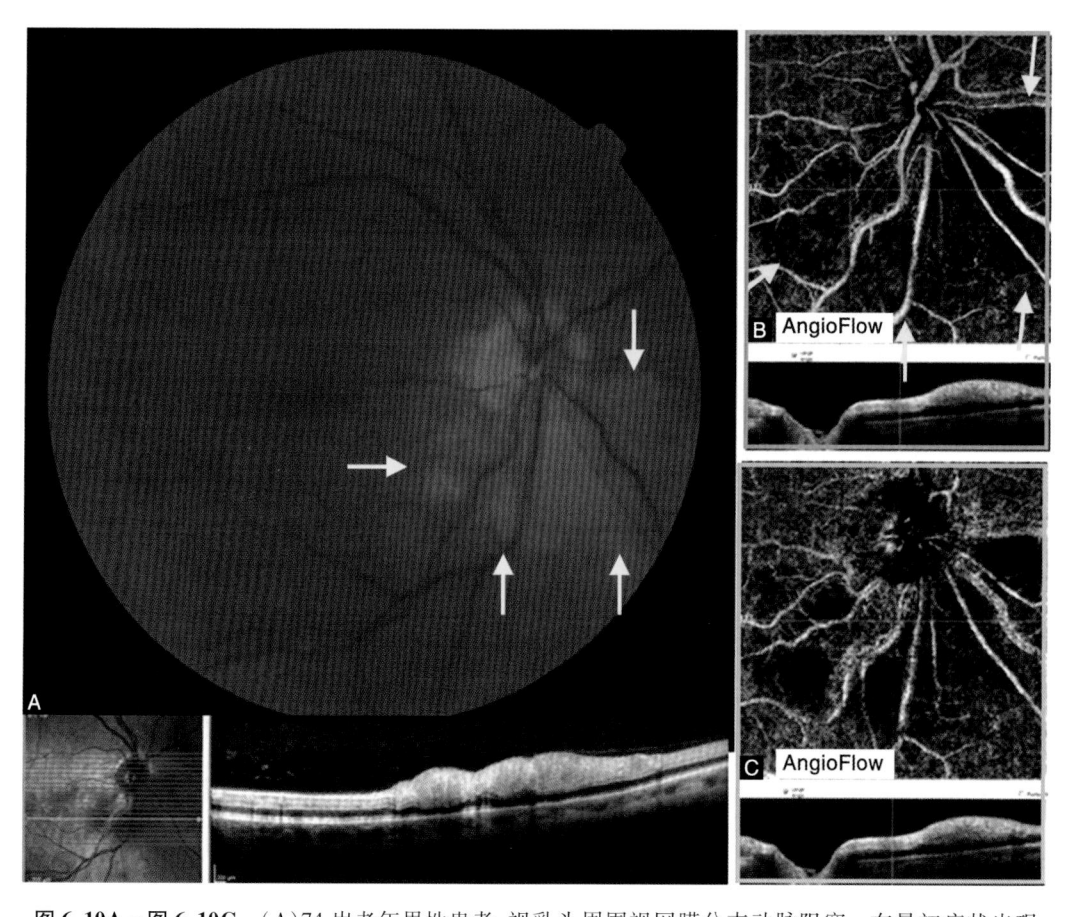

图 6.10A ~ 图 6.10C （A）74 岁老年男性患者，视乳头周围视网膜分支动脉阻塞。在最初症状出现后的 2 天，可见由于视网膜水肿造成视乳头周围视网膜变白。OCTA 图像主要显示浅层（B）及深层毛细血管丛（C）区域的视网膜血管网其能见度下降；这些区域与浅层视网膜水肿区域相对应。这可能是由于小动脉阻塞后毛细血管血流减少。不能排除由于神经纤维层水肿或水肿造成毛细血管挤压产生的遮蔽效应

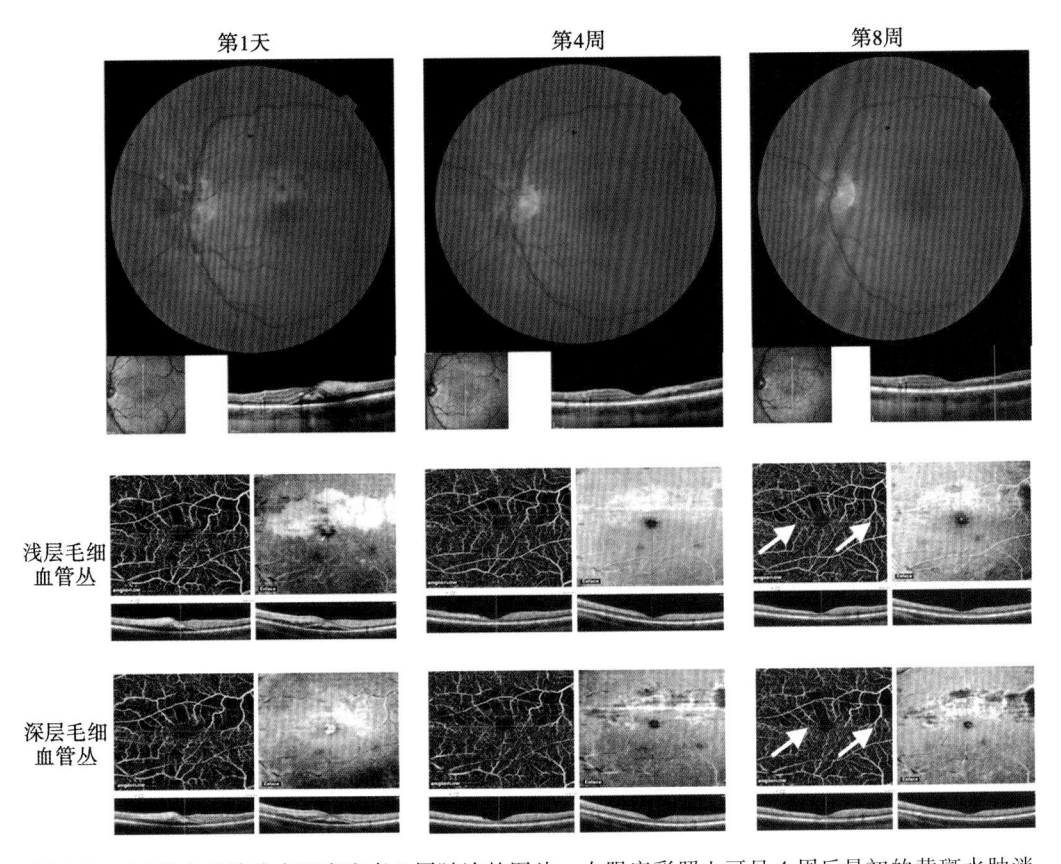

图6.11　44 岁小动脉分支阻塞患者 8 周随诊的图片。在眼底彩照上可见 4 周后最初的黄斑水肿消失。纵向 OCT 扫描显示，位于内层视网膜层面，初发的网膜内层水肿发展形成中心凹旁的高反射带，而成为所谓的 PAMM。在 8 周的随访后，内层视网膜可见变薄的且持续的高反射。

在最初对浅层和深层毛细血管丛观察的 OCT en face 图像上，高反射区域与 OCTA 中毛细血管减少区域相似。8 周随访后，仍可见毛细血管减少。这可能由于毛细血管慢性缺血所造成（白箭头处）。分析 OCT en face 图像可发现高反射破碎斑块和深层毛细血管丛显示的低反射灶与内核层细胞丢失相对应

视网膜动脉阻塞：晚期

发病几周后，阻塞的视网膜动脉通常可管道重建和再灌注使水肿缓解，但缺血会持续直到细胞死亡和组织坏死发生内核层细胞丢失。

眼底镜检查可见视神经萎缩、视网膜动脉变细、有时可见睫状视网膜血管侧枝。荧光血管造影早期图像可见与阻塞区域相对应的毛细血管密度降低。随着时间推移，OCT 可见视网膜高反射部位外层视网膜将会进展为 INL 和 OPL 的变薄、萎缩。

OCTA 可以精确的定位缺血损害的层面，并可观察到深层毛细血管的再灌注。

CRAO 的有风险并发症是新生血管形成和新生血管性青光眼。流行病报道 CRAO 后新生血管形成患病率为 2.5% ~31.6% 不等。CRAO 后新生血管形成于 8 周左右的时间。

治疗

本病治疗效果欠佳。CRAO 最佳处理需要重视全身的动脉硬化危险因素以降低二次缺血的风险。

参考资料

1. Balaratnasingam C, Yannuzzi LA, Spaide RF. Possible choroidal neovascularization in macular telangiectasia type 2. Retina. 2015;35(11): 2317-22.

2. Christenbury JG, Klufas MA, Sauer TC, Sarraf D. OCT angiography of paracentral acute middle maculopathy associated with central retinal artery occlusion and deep capillary ischemia. Ophthalmic Surg Lasers Imaging Retina. 2015; 46:579-81.

3. de Castro-Abeger AH, de Carlo TE, Duker JS, Baumal CR. Optical coherence tomography angiography compared to fluorescein angiography in branch retinal artery occlusion. Ophthalmic Surg Lasers Imaging Retina. 2015;46: 1052-4.

4. Jia Y, Bailey ST, Hwang TS, et al. Quantitative optical coherence tomography angiography of vascular abnormalities in the living human eye. Proc Natl Acad Sci, USA. 2015;112(18):E2395-402.

5. Rispoli M, Savastano MC, Lumbroso B. Capillary network anomalies in branch retinal vein occlusion on optical coherence tomography angiography. Retina. 2015;35(11):2332-8.

6. Spaide RF, Klancnik JM Jr, Cooney MJ, et al. Volume-Rendering Optical Coherence Tomography Angiography of Macular Telangiectasia Type 2. Ophthalmology. 2015;122(11):2261-9.

7. Varma DD, Cugati S, Lee AW, Chen CS. A review of central retinal artery occlusion: clinical presentation and management. Eye. 2013;27:688-97.

7

1型、2型和4(混合)型脉络膜新生血管

Bruno Lumbroso，Marco Rispoli

简介

非侵入性的 OCT 血管成像（OCT angiography，OCTA）可以用于研究和分类新生血管（**表7.1**），并能够突出其形态、血流及准确定位。因为没有染料着染、渗漏和蓄积，OCTA 更易于理解。新生血管可以非常精确地突显并可行定性和定量的评估。应用 OCTA，视网膜内各层血流均可分层显示。在 20 年前首次制定的现代新生血管分类中，Gass 区分可见或典型新生血管是荧光血管造影中可见的清晰网状结构，隐匿的新生血管在荧光血管造影中只显示为缓慢的和逐渐的染料渗漏。目前，Jung 和 Freund 发展的一种新的分类被广泛采用。

表 7.1　新生血管分类

Jung 和 Freund，《美国眼科杂志》2014
● 1 型：色素上皮下的（40%）
● 2 型：视网膜下的（9%）
● 3 型：视网膜内的（24%）
● 4 型：混合型的（17%）
其他型
● 近视性的
● 中心性浆液性脉络膜视网膜病变新生血管
● 纤维瘢痕内所形成的新生血管

缩写：CRSC，中心性浆液性脉络膜视网膜病变；CNV，脉络膜新生血管

在湿性年龄相关黄斑变性中，可见源于脉络膜和脉络膜毛细血管的异常新生血管渗漏。其可在 Bruch 膜和色素上皮间逐渐发展，此为 1 型色素上皮层下新生血管（指的是目前所说的隐匿性新生血管）。或可发展到色素上皮层上视网膜下空间，即 2 型新生血管（以前指的经典型新生血管）。

两型新生血管均可见渗出和出血。

1 型：渗出含有纤维和血管成份可形成色素上皮扁平脱离。

2 型：视网膜下液和囊样水肿几乎均可见到。可见出血和视网膜外层变化并伴有视细胞层严重损伤。

3 型下一章再详述。

4 型或叫混合型：病灶内可见 1 型和 2 型新生血管伴有色素上皮扁平浅脱离、视网膜下液、囊样水肿以及出血和外层视网膜改变。

OCTA 代表了新一代诊断性成像技术，是一种用于突显脉络膜视网膜血管成像的方法，其快速、精确、清晰且没有染料渗漏和蓄积所造成的困扰。David Huang 和 Yali Jia 开发的分频幅去相干血管成像（split-spectrum amplitude-decorrelation angiography，SSADA）技术是目前世界范围内 OCTA 研究最广泛应用的处理方法。

荧光血管造影和吲哚菁绿造影是重叠涵盖了所有视网膜结构的二维平面图像，而 OCTA 可以分别研究视网膜和脉络膜各层的新生血管，便于逐层评估眼内脉络膜新生血管，不但可分层且可整体观测。由于 OCTA 不需要注射任何的造影剂，图像也不会受染料渗漏、着染和积存的影响，可以精确地研究

异常血管的分支。

评估新生血管

脉络膜新生血管（choroidal neovascularization，CNV）依据其形态、分支类型、血管袢有无及其毛细血管密度进行评估和分类。一些外周的血管袢会在放射状血管的末端融合，而其他形式的脉络膜新生血管可能呈现为枯树枝状的外观（**表 7.2**）。

表 7.2　脉络膜新生血管特征

- 形态学
- 毛细血管密度
- 分支形态
- 血管袢存在与否
- 血管粗细
- 直线或弯曲

缩写：CNV，脉络膜新生血管

形态学

新生血管被描述为美杜莎头状（取自神话中的怪物 Medusa）、珊瑚状、自行车轮状、扇状或海扇状、枯树枝状或缠绕紊乱的网线状及血管袢（**表 7.3**）。

表 7.3　形态学

- 珊瑚状
- 扇状
- 美杜莎头状
- 车轮状
- 缠结状
- 枯树枝状
- 细丝状
- 星状
- 簇状
- 肾小球状

密度

毛细血管可紧密缠结在一起，可变细及数量增多，或由毛细血管反复再生而动脉化，这些血管可以变得更粗、更直、更硬及缺少较细的毛细血管。

血管袢

血管袢主要位于周边，该处可相互融合呈车轮状、扇状或珊瑚状脉络膜新生血管。这些形态的脉络膜新生血管可以在树枝状形态的内部以或多或少，稀疏或密集的方式呈现。血管袢极少在纠缠的新生血管或枯树枝状的 CNV 中被发现。目前开发的 Optovue 软件可以量化新生血管膜表面血流。软件用黄色突显血流表面，方法简易、便于判读且省时间。由于 OCTA 可高频率重复的施行，所以对于治疗和未治疗的新生血管皆可简易的随访。

1 型新生血管

1 型新生血管（之前称隐匿型）在色素上皮层下发展导致其扁平隆起。新生血管形成通常发生在隆起的色素上皮层和 Bruch 膜之间（**表 7.4**）。

表 7.4　1 型脉络膜新生血管形态学

- 珊瑚状
- 扇状
- 美杜莎头状
- 车轮状
- 缠绕树枝状
- 枯树枝状
- 细丝状

缩写：CNV，脉络膜新生血管

临床特征

1 型新生血管发生于视网膜色素上皮层（RPE）下，经常位于隆起的色素上皮和 Bruch 膜之间。如果有纤维血管组织增生，隆起的色素上皮层可能见到分层。脱离色素上皮层下可见液体，通常和视网膜下液有关。隆起的色素上皮撕裂的风险很大，不治

疗的话,1型CNV将发展成为纤维血管斑块。出血和外层视网膜病变通常是进展到末期的情况。常可见视网膜外层改变伴随椭圆体和光感受器的严重损伤,晚期阶段可见纤维形成。

荧光素血管造影特征

可见早期渗漏的高荧光,荧光逐渐随着渗出而逐渐增强。病灶边界变模糊,可见不规则液体渗漏。CNV表现为模糊的高荧光区。

吲哚菁绿造影特征

在最早期图像,可见滋养血管和其分支。在晚期图像,可见边界锐利的斑块。在一些特别少见情况下,可见边界模糊或者两三块重叠的斑块。偶尔可见高荧光点。

结构OCT特征

轻度的不规则或波浪状色素上皮隆起非常常见。在隆起的色素上皮和Bruch膜间会出现液体和纤维血管组织。病灶周围可见不规则改变以及增厚的椭圆体区。神经上皮层部分紊乱。结构OCT可见隆起的色素上皮下的纤维层。这就是隆起色素上皮可能破裂的危险因素。

OCTA特征

1型新生血管最初见于色素上皮下,无血管区未见血流信号。新生血管可能逐渐扩展到外层视网膜的无血管区。新生血管网常常范围广且具有高血流。

形态学变化多样,分支表现为不同形态。新生血管的形态被描述为美杜莎头状、珊瑚状、自行车轮状、扇状、枯树枝状、缠绕纠结的网状、细丝状和血管袢。观察到的形态跟正常血管有明显的差异,因此可确诊无疑。

毛细血管密度可致密也可稀疏,血管可多可少。或者由于动脉化和反复复发新生血管增粗、变直和僵硬,细小毛细血管消失。

血管袢几乎都见于CNV边缘,形成车轮状、扇形、美杜莎头状或珊瑚状新生血管,血管袢既可稀疏也可以浓密或由树枝状复合而成密集的结构。在丝状缠结或枯树枝状新生血管中少见血管袢。血管复合物几乎都有主干和许多分支滋养血管。1型新生血管被Sarraf和Waheed定义为“成熟”。其表现为分支呈各个方向放射生长,形态如美杜莎头状、珊瑚状、自行车轮或朝一边生长的扇状。尽管更典型见于慢性上皮病变(见于20%～30%病例),稀疏的或缠绕的丝状新生血管也可偶然见于年龄性黄斑变性。

血管袢主要见于CNV的边缘,可形成车轮状、扇状、珊瑚状的新生血管。这些血管袢常可被见到,呈稀疏或呈枝样形态内充填密集的结构。

1型新生血管通常比2型新生血管表面积大(**图7.1～图7.7**)。

病灶周围的黑晕

David Huang,Yali Jia及David Bailey描述在新生血管周围可见黑色环形的晕轮。他们认为这个现象可能是由于形态学上的改变、脉络膜毛细血管血流的改变或由于屏蔽效应所造成。

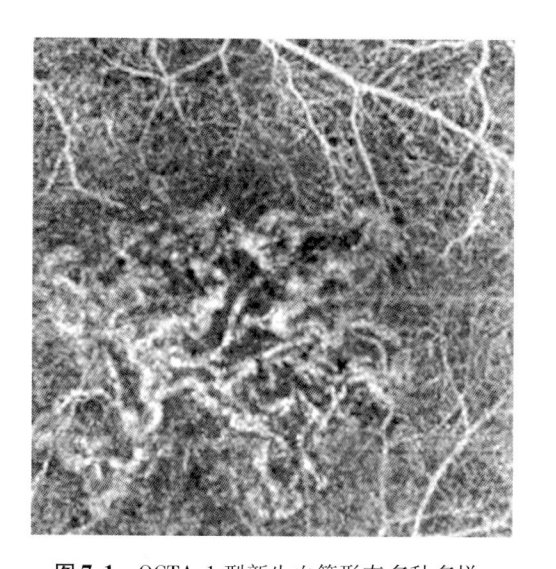

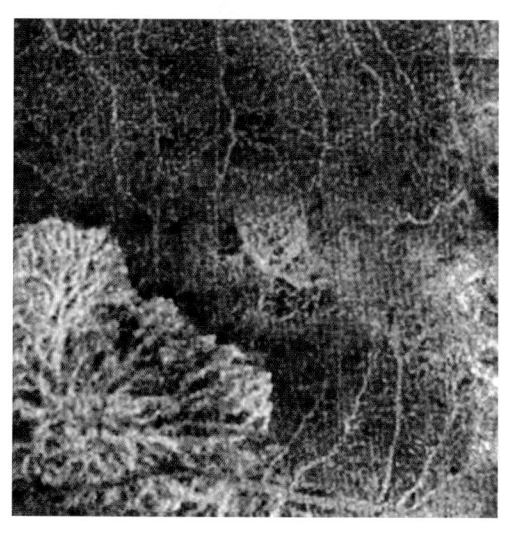

图7.1　OCTA,1型新生血管形态多种多样。新生血管呈美杜莎头状

图7.2　OCTA,1型新生血管:新生血管呈珊瑚状。血管袢主要见于边缘

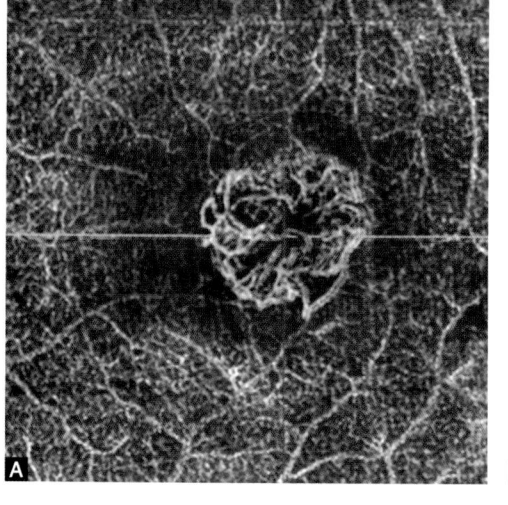

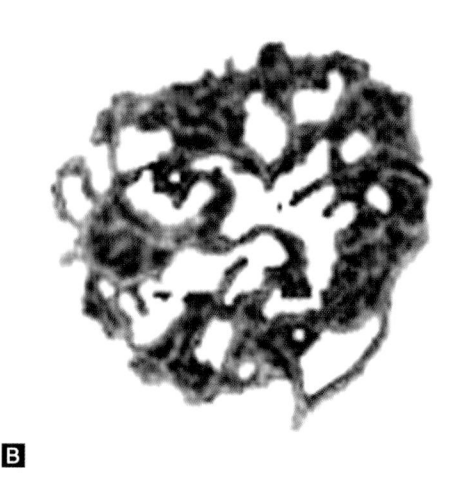

图7.3A和图7.3B　OCTA,1型新生血管形态如自行车轮状。血管袢主要位于边缘

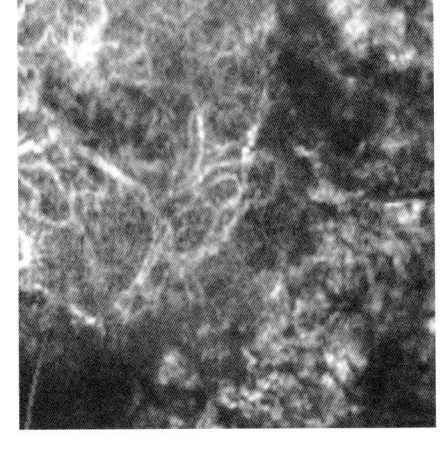

图7.4　OCTA,1型新生血管形如扇状,血管祥主要位于边缘

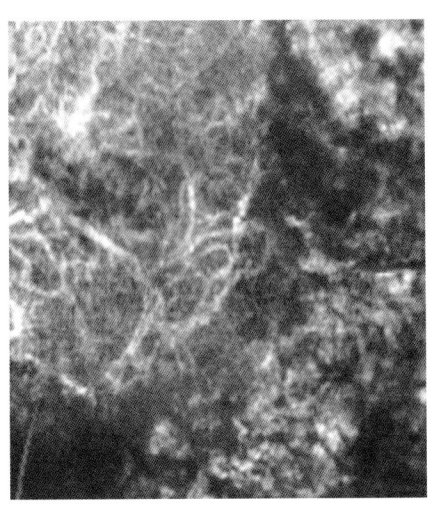

图7.5　OCTA,1型新生血管形如枯树枝状,血管祥罕见

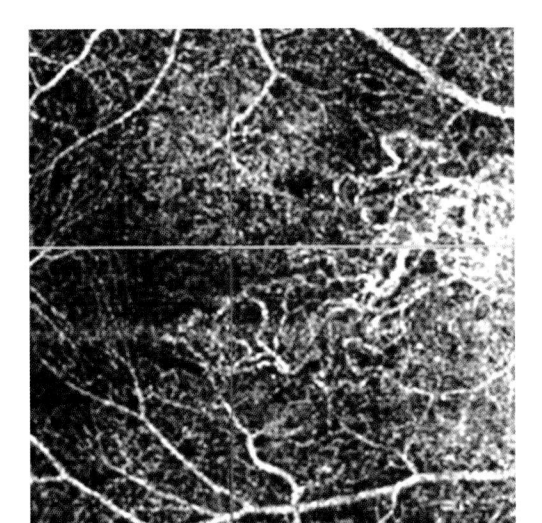

图7.6　OCTA,1型新生血管形成一个缠绕的网状结构

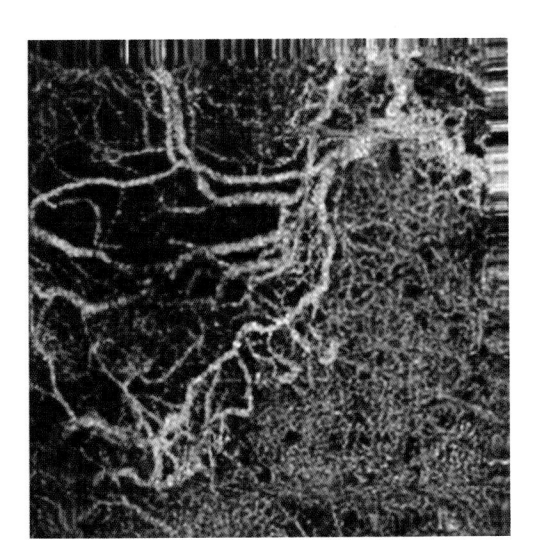

图7.7　OCTA,1型丝状或缠绕的新生血管可偶见于年龄性黄斑变性,但更常见于色素上皮病变,血管祥罕见

2型新生血管

这种血管以前称之为"经典型新生血管",生长于视网膜下空间(色素上皮上新生血管),在色素上皮上,可以穿透进入外层视网膜无血管区。其尺寸总体来说较1型新生血管小(图7.8～图7.10,表7.5)。

表7.5　2型脉络膜新生血管形态

- 珊瑚状
- 扇状
- 美杜莎头状
- 车轮状
- 圆形
- 树枝状
- 星状

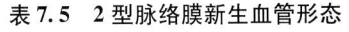

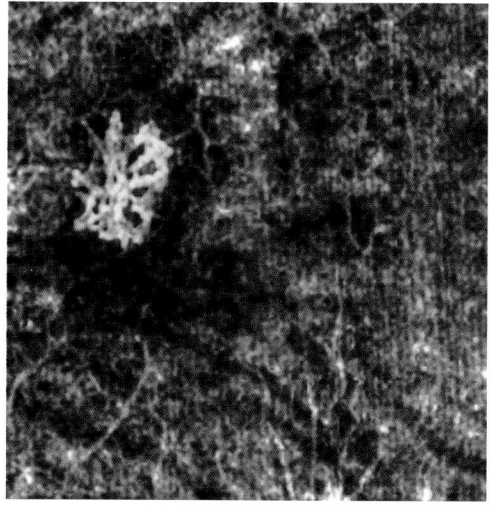

图 7.8 OCTA, 2 型新生血管表面积总体来说较 1 型新生血管小。新生血管表现为自行车轮状。血管袢主要见于周边

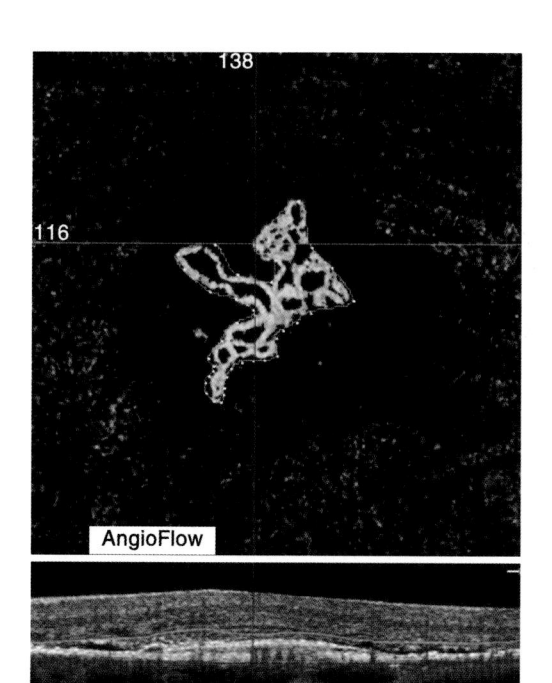

图 7.10 OCTA, 2 型动脉化的新生血管:反复治疗后, 毛细血管动脉化, 变宽、变粗、变直, 看起来僵硬。细微的毛细血管消失

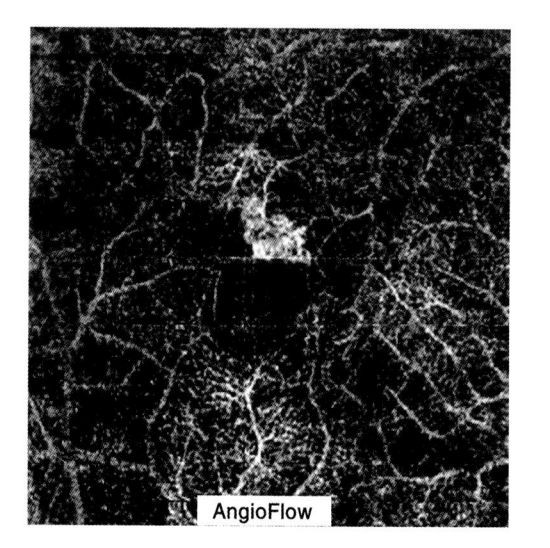

图 7.9 OCTA, 2 型新生血管表面积总体来说较 1 型新生血管小。新生血管呈扇状

2 型新生血管临床特征

视网膜内液(弥漫水肿和囊样水肿)常伴随视网膜下蓄积的液体。偶尔会出现视网膜扁平浅脱离。几乎不会有色素上皮脱离,而出血常见。如果不治疗,新生血管生长迅速,大概以每天 9mm 的速度生长。

荧光素血管造影特征

2 型经典新生血管比 1 型隐匿新生血管小,出血多。高荧光明显,而且比 1 型新生血管边界清晰锐利。偶尔新生血管呈自行车轮状伴有中央滋养血管和位于病灶边缘融合的合并血管袢。新生血管生长迅速,约一天 9mm 速度生长,1 星期总计生长 50 ~ 60mm。

结构 OCT 特征

视网膜厚度增加且时常累及神经上皮。可见小囊腔样和弥漫性水肿。Coscas 描述的小的高的光点几乎总随着出血而出现,偶尔可见边界非锐利清晰的视网膜内高反射区。

OCTA 特征

初始的 2 型新生血管总位于色素上皮层上,无血管区可见血流。随后新生血管向深

部生长蔓延到外层视网膜无血管区。新生血管区的血管网较1型新生血管小。血流通常快速且形态学上多变,尽管没有1型新生血管延伸范围。最常见的形态是自行车轮状和扇状。新生血管形态与正常血管有明显的区别。

就密度而言,其毛细血管常紧密缠绕包裹,并且血管细且多。反复治疗会造成动脉化现象:毛细血管变得增宽、增厚、变直及具有僵硬的外观,细小的毛细血管则消失。血管袢常位于周边,形成车轮形或扇形新生血管的外观。这些血管袢可能或多或少,稀疏或浓密的位于枝状血管网范围内。

车轮状或一侧生长的扇形新生血管膜总可见大的滋养血管主干或呈束的滋养血管伴随离心状的分支。2型新生血管也叫经典型新生血管,较1型隐匿型新生血管表面积小。

尤其是新生血管穿入神经上皮时会出现液体:可见视网膜下积液,囊样水肿的小腔室。也可见出血、外层视网膜改变伴纤维化和严重视细胞损伤。

新生血管周围常可见继发于形态学改变、屏蔽效应或脉络膜毛细血管内血流变化所形成的晕轮或暗轮。

3型新生血管

Souied 等人会在其他章节详述(**表 7.6**)。

表 7.6　3型脉络膜新生血管形态

- 丛状
- 星状

缩写:CNV:脉络膜新生血管

4型新生血管(混合型)

OCTA 首次以图像形式,精确的研究这种延伸超过单一视网膜层面的复杂的血管膜。OCTA 能够分别强化这些血管膜并用不同的颜色显示以便于更为精确的诊断(**表 7.7**)。

表 7.7　4型脉络膜新生血管形态

4型 CNV 包括两个或两个以上,在数个分层面重叠而成的扁平、分层的血管:2型新生血管位于色素上皮上。深层位于色素上皮下 Burch 膜之上,1个或多个大的不规则的1型新生血管

1型 CNV 形态
- 珊瑚状
- 扇状
- 美杜莎头状
- 车轮状
- 缠结状
- 分枝状
- 枯树形状枝
- 细丝形

2型 CNV 形态
- 珊瑚状
- 扇状
- 美杜莎头状
- 车轮状
- 圆形
- 分枝状
- 星状

缩写:CNV:脉络膜新生血管

这型 CNV 两个或两个以上,在数个分层面重叠而成的扁平、分层的血管:2型新生血管位于色素上皮之上,呈圆形或扇形,具有周围血管袢的形态。深层位于色素上皮下 Burch 膜之上,1个或多个大的不规则的1型新生血管。

临床特征

其形成于两层或多层,位于色素上皮上或位于色素上皮下 Burch 膜上呈扁平波浪状突起,突起内常分层。脱离的色素上皮下有液体同时伴随视网膜下液。如果不予治疗,会不断发展为纤维血管斑块。可见出血、水

肿和硬渗,外层视网膜破裂及累及感光细胞的严重损伤。晚期会出现纤维化。

荧光血管造影特征

早期,弥漫高荧光逐步、缓慢增加。由于染料蓄积,边界模糊不清,渗漏不规则。这些现象源于 1 型新生血管。也有 2 型新生血管的表现。出血比较常见。高荧光较 1 型新生血管更明显,边界锐利,车轮状,中央滋养血管和外周边缘血管袢。因此在早期图像可见,逐渐增加的弥漫高荧光同时存在清晰边界和显著高荧光的区域。

ICG 特征

早期图像可见滋养血管伴分枝血管。晚期可见边界逐渐清晰的斑块。罕见边界模糊偶伴重叠的斑块。

结构 OCT 特征

新生血管可见位于色素上皮隆起和 Bruch 膜之间,除此之外可见于视网膜下和视网膜内血管。病损周围总可见液体,常见改变不规则,椭圆体区增厚。视网膜神经上皮也同样受累,可见弥漫囊样水肿。结构 OCT 可显示隆起上皮层下的纤维血管层。

OCTA 特征

起初新生血管位于色素上皮层下,突破了色素上皮蔓延到外层视网膜无血管区。新生血管网广泛且呈高血流。形态由于分枝形态不同而多种多样:新生血管形态可见美杜莎头状、珊瑚状、自行车轮状,扇状,枯树枝型、缠绕网状和血管袢。所有的形态都不同于正常血管。

毛细血管密度可致密也可稀疏,血管又细且多,或者由于动脉化和反复复发新生血管而增厚、变直、僵硬,伴随更稀疏的毛细血管外观。

血管袢主要存在于 CNV 的周边,可参与形成车轮状,扇状或珊瑚状新生血管。血管袢可多、可少,或密集呈丝状。

OCTA 可区分形成 4 型新生血管的多个血管层面,并细化其特征。

1. **浅层血管层**:2 型经典型新生血管表现为圆形或扇形,拥有一个滋养血管,被凸显为一放射状出血管并形成血管袢的原点。血管袢常常见于 CNV 周边。评估新生血管时,在几微米的深部常常可见滋养血管主干来源于脉络膜。

2. **深层血管层**:进一步深部扫描,位于色素上皮层下,Bruch 膜之上,只能见到一种或几种 1 型新生血管膜。其蔓延广泛且形态不规则,拥有大量增厚的、不规则的血管袢且与一根或多根滋养血管干相关。

这些新生血管周边可见持续存在的暗光晕,是由于脉络膜毛细血管形态学变化,脉络膜毛细血管血流的屏蔽效应和血流改变而造成的。

渗液总是出现而导致视网膜色素上皮扁平脱离,并与其内部的纤维血管成分、神经上皮脱离、弥漫或囊样水肿相关。新生血管复合体常包含一根滋养主干和许多滋养血管。(**图 7.11 和图 7.12**)。

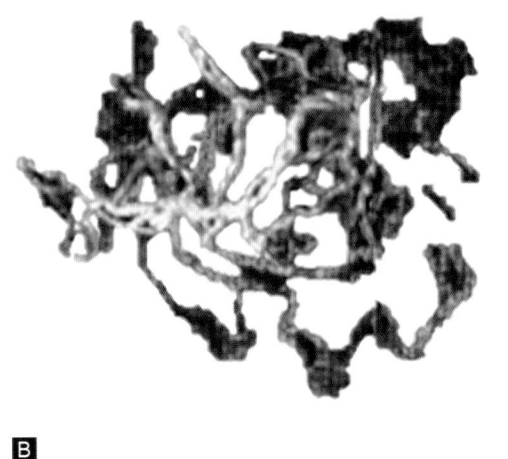

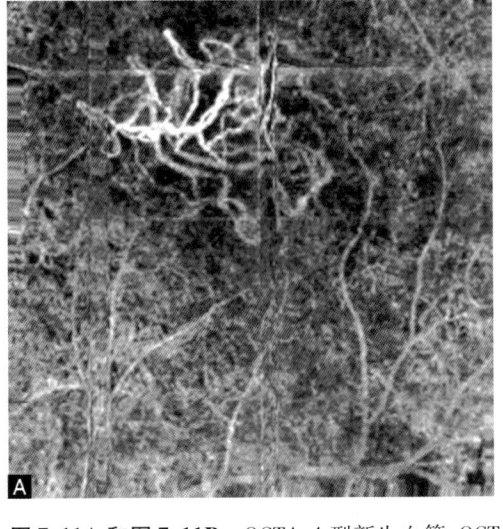

图 7.11A 和图 7.11B　OCTA:4 型新生血管:OCTA 可区分和描述形成 4 型新生血管的各个血管层。2 型经典型新生血管呈圆形、扇形,有一根滋养血管发出许多细小放射状血管在周边形成血管祥

穿透进入外层视网膜无血管区。这是典型的 2 型经典型新生血管,常范围很小。

临床特征

新生血管膜呈灰色圆形,没有视网膜内和视网膜下液体蓄积。既没有色素上皮脱离也没有水肿的征象,偶发出血。如果不予治疗,此种新生血管生长、进展较 1 型和 2 型新生血管缓慢。

荧光血管造影特征

近视性 2 型新生血管比 1 型新生血管小。最初为点状高荧光,伴随染料渗漏逐渐扩大。这类病例荧光血管造影由于染料渗漏干扰了对新生血管膜结构的观察。

结构 OCT 特征

沿 CNV 边缘可见圆形或纺锤形高反射区。视网膜可能增厚,神经上皮层总是受累。囊样或弥漫样水肿少见。

图 7.12　OCTA:4 型新生血管:OCTA 可突出显示各血管层。更深层面的研究可见色素上皮层下 Bruch 膜上可见更为广泛的 1 型新生血管膜,可见增厚和不规则的血管分支和血管祥以及 1 个或多个滋养主干。这些新生血管周边可见持续存在的暗光晕,是由于脉络膜毛细血管形态学变化,脉络膜毛细血管血流的屏蔽效应和血流改变而造成的

近视性新生血管膜

此种新生血管膜形成于色素上皮上,可

OCTA 特征

近视性新生血管膜表现为肾小球状或团

状,内部毛细血管纠结盘绕。血管膜形成不规则球状,有明显清晰的锐利边界以及假包囊包绕。偶尔可见 CNV 呈丛状(**表 7.8**)。

更为少见的血管膜很大且边界清晰锐利。罕见血管膜呈美杜莎头状或珊瑚状外观。新形成的毛细血管是纠结缠绕的密集毛细血管网(**图 7.13** 和 **图 7.14**)。纤维化的 CNV 可见少量增厚的 CNV 位于纤维化的内部(**图 7.15** 和 **图 7.16**)。

表 7.8　近视性脉络膜新生血管形态学

常见
● 丛状
● 肾小球状

少见
● 美杜莎头状
● 珊瑚状

缩写:CNV,脉络膜新生血管

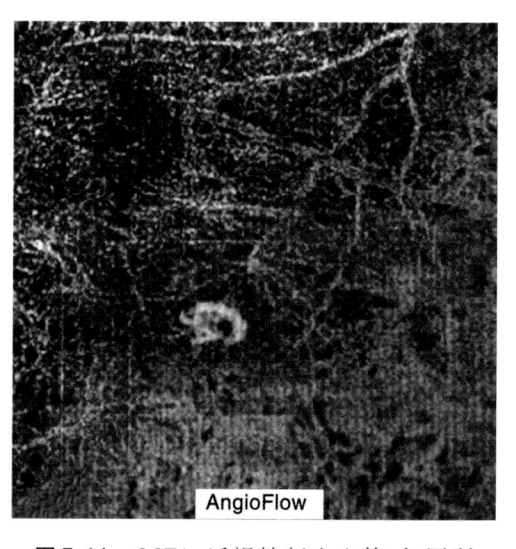

图 7.14　OCTA,近视性新生血管:如图所见,在极少数病例新生血管膜范围大并有锐利的边界。新形成的毛细血管呈纠结缠绕的密集毛细血管网

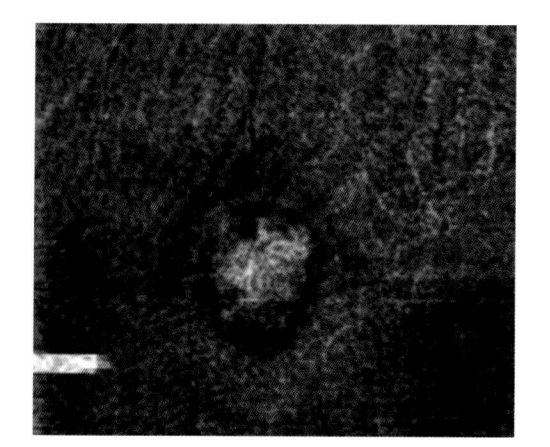

图 7.13　OCTA,肾小球状近视性新生血管:近视眼新生血管膜呈肾小球状、团块状外观,内部可见纠结缠绕的毛细血管。血管膜形成不规则球状,且有清晰锐利的边界以及假包囊包绕

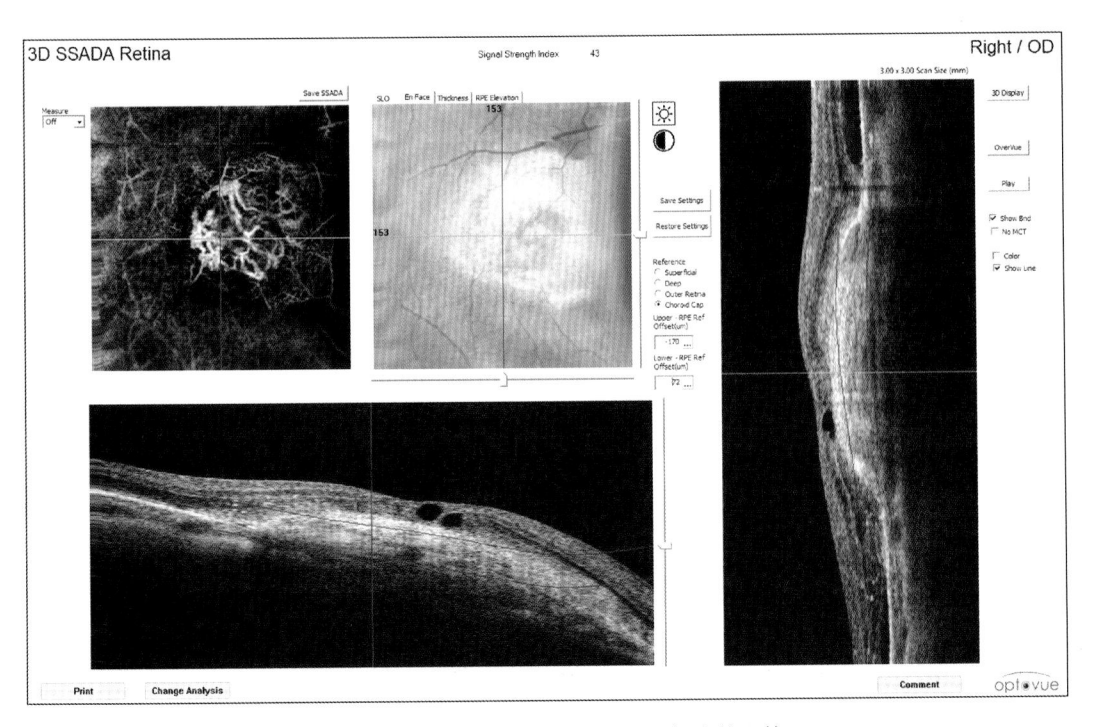

图 7.15　纤维化的血管膜可见少量粗大的血管

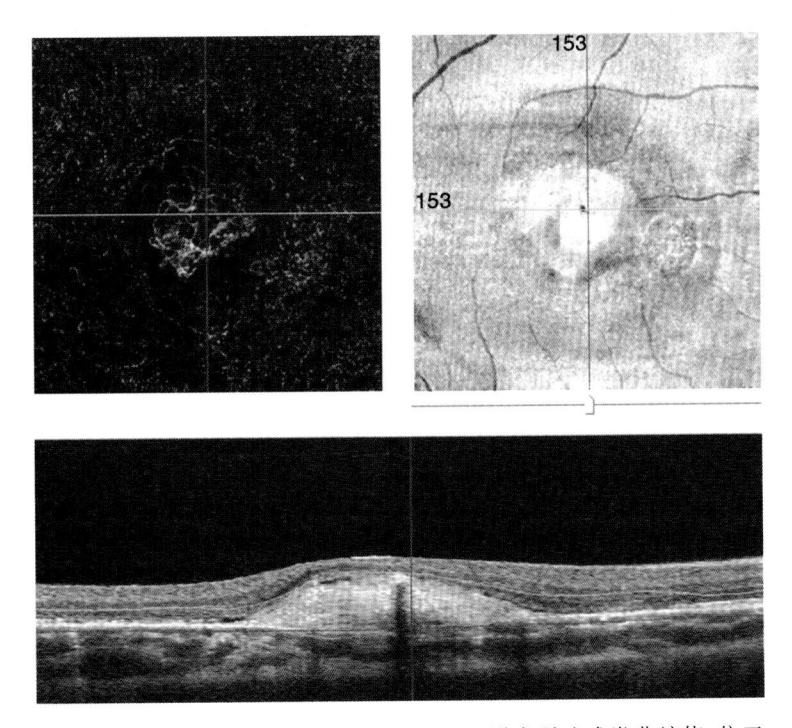

图 7.16　纤维化的血管膜长期进展后,CNV 增大稀疏或卷曲缠绕,位于纤维化的内部

参考资料

1. Kuehlewein L, Dansingani KK, de Carlo TE, et al. Optical coherence tomography angiography of type 3 neovascularization secondary to age-related macular degeneration. Retina. 2015;35(11):2229-35.

2. Kuehlewein L, Sadda SR, Sarraf D. OCT angiography and sequential quantitative analysis of type 2 neovascularization after ranibizumab therapy. Eye (Lond). 2015;29(7):932-5.

3. Lumbroso B, Rispoli M, Savastano MC. Longitudinal optical coherence tomography-angiography study of type 2 naive choroidal neovascularization early response after treatment. Retina. 2015;35(11):2242-51.

4. Mastropasqua R, Di Antonio L, Di Staso S, et al. Optical Coherence Tomography Angiography in Retinal Vascular Diseases and Choroidal Neovascularization. J Ophthalmol. 2015;2015:343515.

5. Spaide RF. Optical Coherence Tomography Angiography Signs of Vascular Abnormalization with Antiangiogenic Therapy for Choroidal Neovascularization. Am J Ophthalmol. 2015; 160(1):6-16.

6. Jia Y, Bailey ST, Wilson DJ, et al. Quantitative optical coherence tomography angiography of choroidal neovascularization in age-related macular degeneration. Ophthalmology. 2014; 121(7):1435-44.

OCT 血管成像中 3 型新生血管特征

Alexandra Miere, Giuseppe Querques, Ala El Ameen,
Vittorio Capuano, Oudy Semoun, Eric Souied

简介

3 型新生血管是年龄性黄斑变性的一种特殊形式,常见于视网膜感觉神经层同时伴有毛细血管扩张反应[1]。Gass 描述和分类黄斑疾病的新生血管,为 1 型新生血管:发生于色素上皮层(retinal pigment epithelium,RPE)下; 2 型新生血管:发生于 RPE 之上[2,3]。Freund 引入了 3 型新生血管这一名词,是对 Gass 分型的合理拓展[4]。

之前用于描述 3 型新生血管的名词有视网膜血管瘤样增生(retinal angiomatous proliferation,RAP)和视网膜-脉络膜血管吻合(chorioretinal anastomosis,RCA)。2001 年 Yanuzzi 描述 RAP 为特殊亚型的新生血管性 AMD,以起源于视网膜的血管瘤样增生为特征,蔓延到视网膜下,并可能与脉络膜新生血管相交通[5]。另一方面,RCA 被认为是视网

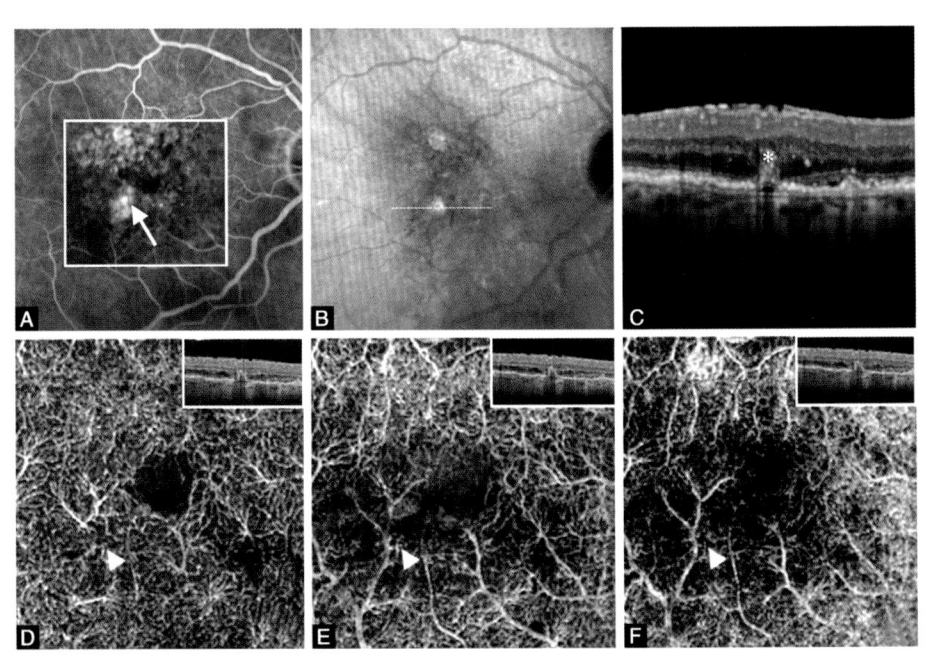

图 8.1A ~ 图 8.1F 83 岁老年男性的右眼,多模态影像诊断为 3 型新生血管:(A)在荧光素血管造影(FA)很早期图像显示中心凹颞下高荧光病灶(放大图箭头所示);(B)吲哚菁绿造影(ICGA)可见晚期着染;(C)ICGA 指导的 OCT 扫描(B 图和 C 图)显示一个来源于深层毛细血管丛的毛细血管(星号处),其扩展进入视网膜下的 RPE 下间隙;(D)(E)(F)3mm×3mm OCTA 图像,以及与之关联的 OCT-B 扫描;(D)OCTA 深层毛细血管丛层面显示黄斑颞下两处小的高血流信号点(箭头所示);(E)位置相当于外层视网膜层面形成一个小的高血流视网膜-视网膜吻合(箭头所示);(F)进一步向 RPE 下间隙扩展

膜内蔓延的 1 型脉络膜新生血管（choroidal neovascularization, CNV）[6]。3 型新生血管可以协调这些以前的理论，包括：

- 来自视网膜深层局灶性的新生血管增生（尤其是 RAP）。
- 视网膜内新生血管由隐匿性 1 型 CNV 发展而来。（尤其是 RCA）。
- 更新观点：新生血管穿透 Bruch 膜，伴随新生血管穿透渗入视网膜内渗透物[1,7]。

3 型新生血管图像至今基于标准化的血管造影，包括：荧光素血管造影、吲哚菁绿造影、谱域 OCT（SD-OCT）[4]。这些检查联合应用可以使造影中的病损与 SD-OCT 特征相互联系。早期诊断，3 型新生血管在多模式的传统图像中显示为视网膜内高荧光血管复合体，特征表现为在吲哚菁绿造影晚期可见视网膜-视网膜吻合及该处产生的一个热点（图 8.1 ~ 图 8.4）[4,8,9]。

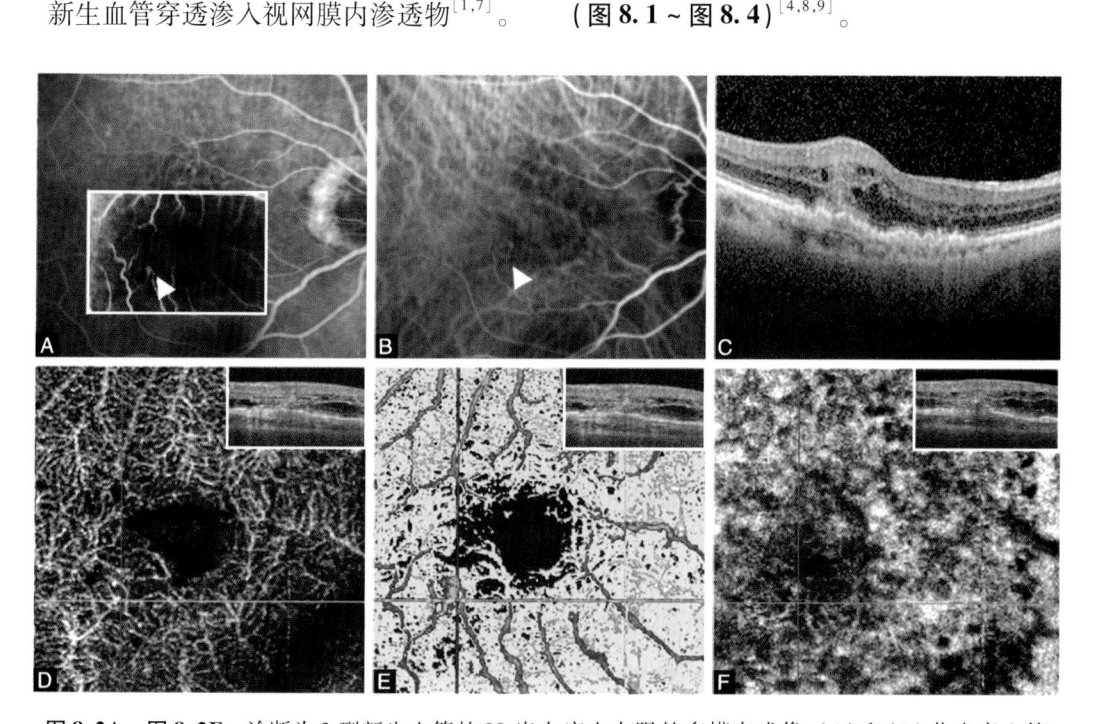

图 8.2A ~ 图 8.2F 诊断为 3 型新生血管的 88 岁女病人右眼的多模态成像：（A）和（B）荧光素血管造影（FA）和 ICG 造影显示一个典型的热点出现于中心凹周围区域。荧光素血管造影很早期，显示三级分支小动静脉间的连接（A 图中的放大图）；（C）ICG 指导的 OCT B 扫描显示视网膜内高反射的血管病灶位于一个小的、局限的 RPE 隆起上方；（D）（E）（F）3mm×3mm OCTA 图像，以及与之关联的 OCT-B 扫描；（D）深层毛细血管丛层面显示一个小的、圆形的、高血流信号的病损伴有相邻的毛细血管扩张；（E）外层视网膜层面的彩色叠加图片可见高血流，丛状病损（红色），由视网膜小动静脉第三分支形成。血管袢似乎向下扩展进入脉络膜毛细血管（F）形成肾小球状的小病灶

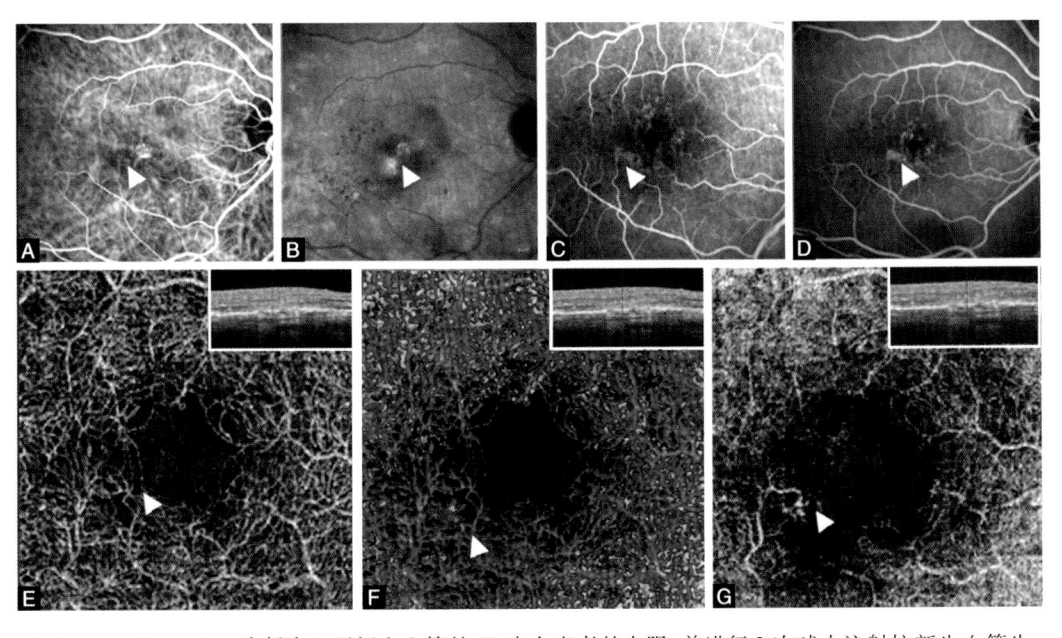

图 8.3A ~ 图 8.3G　诊断为 3 型新生血管的 80 岁女患者的右眼,曾进行 3 次球内注射抗新生血管生长因子治疗的多模态成像:(A)吲哚菁绿造影早期图像显示高荧光病损(箭头所示)位于中心凹无血管区(FAZ)边缘上;(B)ICG 造影晚期图像显示可见典型的"热点"(箭头所示)位于旁中心凹区域;(C)非常早期的荧光素血管造影(FA)显示一个小的高荧光病损(箭头所示);(D)与之相对应的荧光素血管造影晚期图像可见增强的高荧光;(E)(F)(G)3mm×3mm OCTA 图像,以及与之关联的 OCT-B 扫描;(E)OCTA 深层毛细血管丛层面可见不连续的圆形病损(箭头所示);(F)外层视网膜层面的叠加彩色图片显示高血流病损;(G)病损似乎向下扩展进入到脉络膜毛细血管,在对应于 Bruch 膜周围 30μm 狭小区域内形成丛状病损(箭头所示)。(F)(G)突出显示浅层毛细血管丛投射伪影(叠加图片上的蓝色部分)

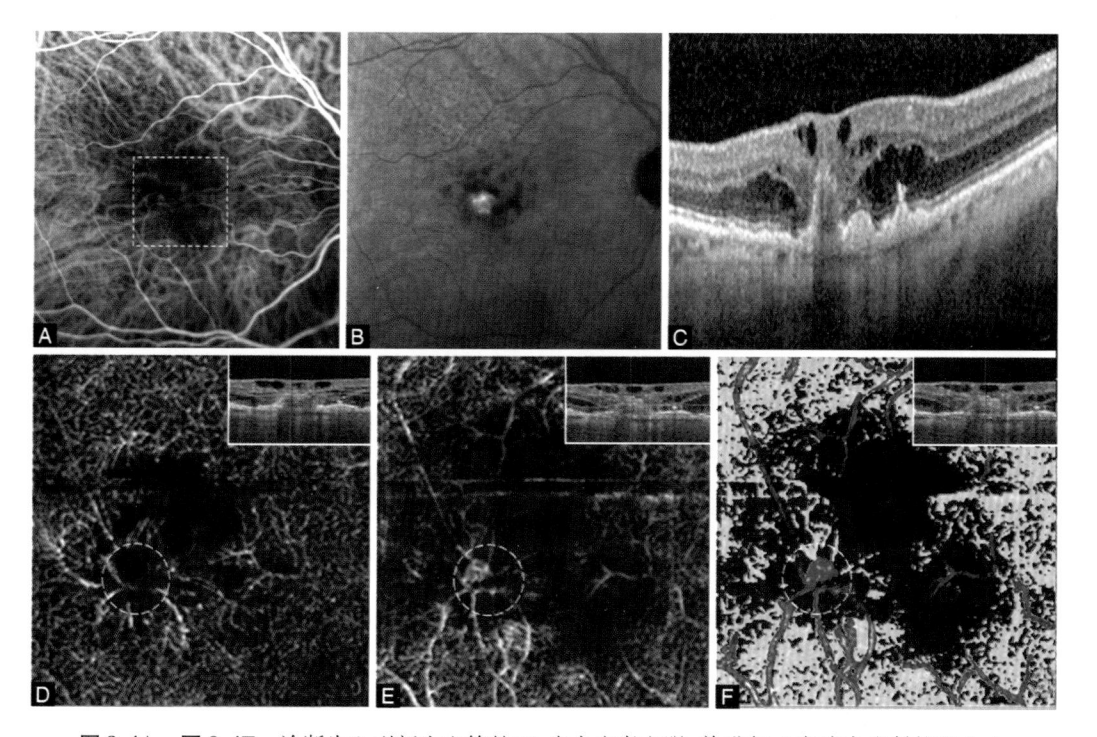

图 8.4A ~ 图 8.4F 诊断为 3 型新生血管的 79 岁女患者左眼,曾进行 6 次球内注射抗新生血管生长因子治疗的多模态成像:(A)吲哚菁绿早期图像在中心凹无血管区(FAZ)边界显示三级小动静脉分支相连;(B)ICG 晚期图像显示为典型"热点";(C)OCT B 扫描显示 RPE 层的一个局限性漏斗状病损同时伴有视网膜下和视网膜内积液;(D)(E)和(F)2mm×2mm OCTA 图像以及与之相对应的 OCT B 扫描图;(E)OCTA 深层血管丛显示两个高血流血管向后延伸,其周边围以暗色,无血流,无信号的囊腔(虚线圈处);(F)外层视网膜层面显示一高血流丛状病损(虚线圈处),似乎向下拖拽(图像 F 的彩色叠加部分),让位于 Bruch 膜周围 30μm 狭小区域内(虚线圈处)的丛状病损进一步形成(彩图中的红色区域)。深层显示对应于肾小球状的病损。深层显示对应于肾小球状的病损

　　OCTA 的出现使对视网膜微循环的深入分析成为可能,并激起深入观察这种、特殊血管复合体的渴望。OCTA 中 3 型新生血管特征为来自于深层血管丛的视网膜-视网膜血管吻合(图 8.1 ~ 图 8.4),在外层视网膜层面形成丛状高血流网状结构(图 8.2 ~ 图 8.3),最终在 RPE 下间隙对接。再者,丛状病损在脉络膜毛细血管层面与之相对应的是小的肾小球形病变。然而,只有在少数病例中,肾小球状病变通过一根直径很小的血管与脉络膜相连。由此可见,OCTA 证实了这一假说:在 3 型新生血管中,大多数病例早期表现特征为从深层毛细血管血管丛长出的视网膜内血管复合物。而且,视网膜内增生可能与 RPE 下新生血管组织增生进展有关,在 OCTA 图像上可见与之相对应、存在于脉络膜毛细血管层面的肾小球状病灶。

　　基于这些特点,OCTA 可以作为一种可靠的图像分析技术,用于检测、诊断以及监测这些小的、高血流、特殊的视网膜内病灶。扫描范围为 2mm×2mm 或 3mm×3mm,选择适当的层面如深层毛细血管丛、外层视网膜层、脉络膜毛细血管,可提供我们深入病灶有关的病理生理及其进展的信息。

参考文献

1. Freund KB, Ho IV, Barbazetto IA, et al. Type 3 neovascularization: the expanded spectrum of retinal angiomatous proliferation. Retina. 2008;28:201-11.
2. Gass JD. Stereoscopic Atlas of Macular Diseases, 4th edn. St. Louis, MO. CV Mosby; 1997. pp. 26-30.
3. Gass JD. Biomicroscopic and histopathologic considerations regarding the feasibility of surgical excision of subfoveal neovascular membranes. Am J Ophthalmol. 1994;118:258-98.
4. Querques G, Souied EH, Freund KB. How has high-resolution multimodal imaging refined our understanding of the vasogenic process in type 3 neovascularization? Retina. 2015;35:603-13.
5. Yannuzzi LA, Negrao S, Iida T, et al. Retinal angiomatous proliferation in age-related macular degeneration. Retina. 2001;21:416-34.
6. Gass JD, Agarwal A, Lavina AM, Tawansy KA. Focal inner retinal hemorrhages in patients with drusen: an early sign of occult choroidal neovascularization and chorioretinal anastomosis. Retina. 2003;23:741-51.
7. Yannuzzi LA, Freund KB, Takahashi BS. Review of retinal angiomatous proliferation or type 3 neovascularization. Retina. 2008;28: 375-84.
8. Kuhn D, Meunier I, Soubrane G, Coscas G. Imaging of chorioretinal anastomoses in vascularized retinal pigment epithelium detachments. Arch Ophthalmol. 1995;113:1392-8.
9. Jackson TL, Danis RP, Goldbaum M, et al. Retinal vascular abnormalities in neovascular age-related macular degeneration. Retina. 2014;34:568-75.

9

年龄相关性黄斑变性以外的脉络膜新生血管疾病

Adil El Maftouhi,Maddalena Quaranta-El Maftouhi

退行性近视、中心性浆液性脉络膜视网膜病变(CSC)、多灶性脉络膜炎

Adil El Maftouhi,Maddalena Quaranta-El Maftouhi

本章将就退行性近视(degenerative myopia)、血管样条纹(angioid streaks,AS)、中心性浆液性脉络膜视网膜病变(central serous chorioretinopathy,CSC)以及多灶性脉络膜炎(multifocal choroiditis,MC)相关的脉络膜新生血管(CNV)的 OCT 血管成像所见进行描述。

退行性近视

脉络膜新生血管代表退行性近视处于进展阶段,在一般人群中是造成视力损害的主要原因。高度近视眼的患者一般有 2 型、较小的色素上皮上的新生血管,诊断基于荧光素血管造影(FA)。OCT B 扫描也被应用到高度近视眼患者 CNV 的诊断中。但由于此种新生血管具有渗出不显著的特征,解释 B 扫描的结果需要操作者有丰富的经验。一些病例可见 Bruch 膜破裂,其与独立出现的视网膜下出血有关,或与新生血管出现有关。在这些病例中,吲哚菁绿造影(ICGA)可被用于两种情况的鉴别诊断(**图 9.1 ~ 图 9.4**)。

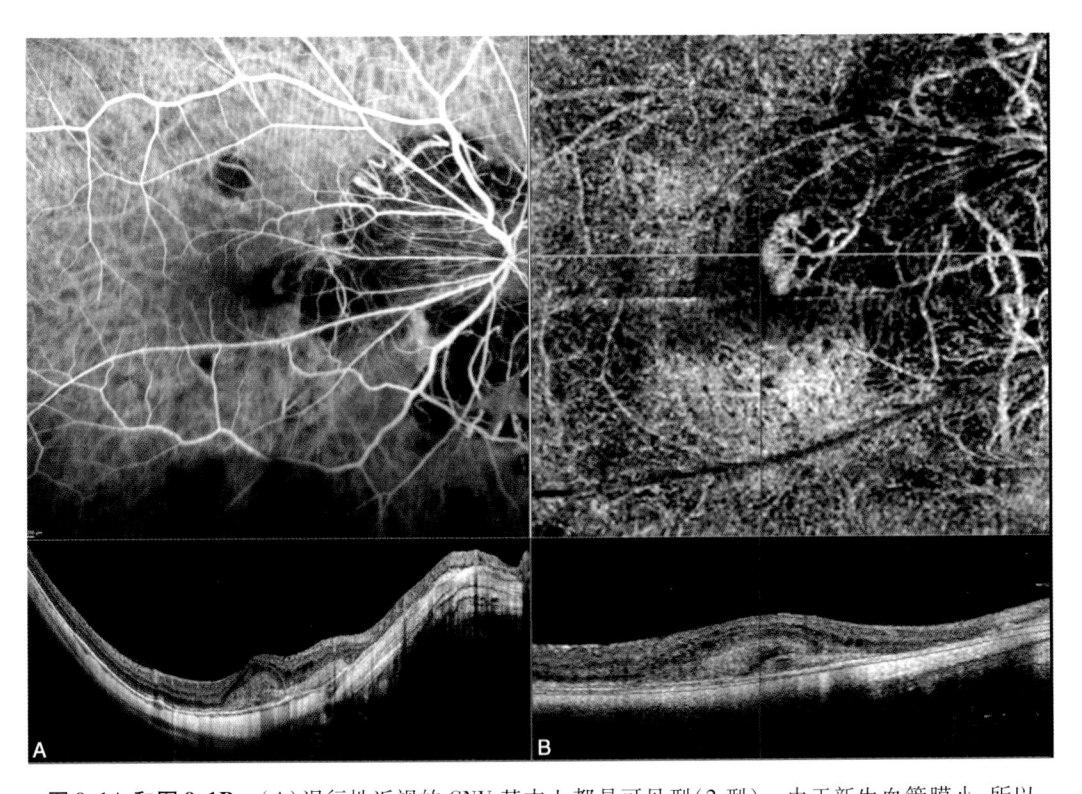

图 9.1A 和图 9.1B （A）退行性近视的 CNV 基本上都是可见型（2 型）。由于新生血管膜小，所以在荧光素血管造影（FA）中看的不清楚。在 B 扫描的 OCT 中，常可扫描到视网膜下渗出，色素上皮上新生血管表现为视网膜内高反射物质。在视网膜色素上皮层（RPE）上，可辨识出与渗出物有关的"高反射性灰色"及与新生血管膜相对应的视网膜下高反射物质；（B）高敏感性和特异性的 OCTA 可以非常精确的显示小的新生血管膜。大的新生血管主干在低灌注背景的对比下清晰明显。此低灌注区与可见的 CNV（低灌注或与渗出有关的遮挡）有关，显示脉络膜的改变。周围新生血管边缘由细小、不成熟的血管构成，可见稍模糊的去相干信号，这与因 CNV 相关水肿而导致的光信号衰减相同

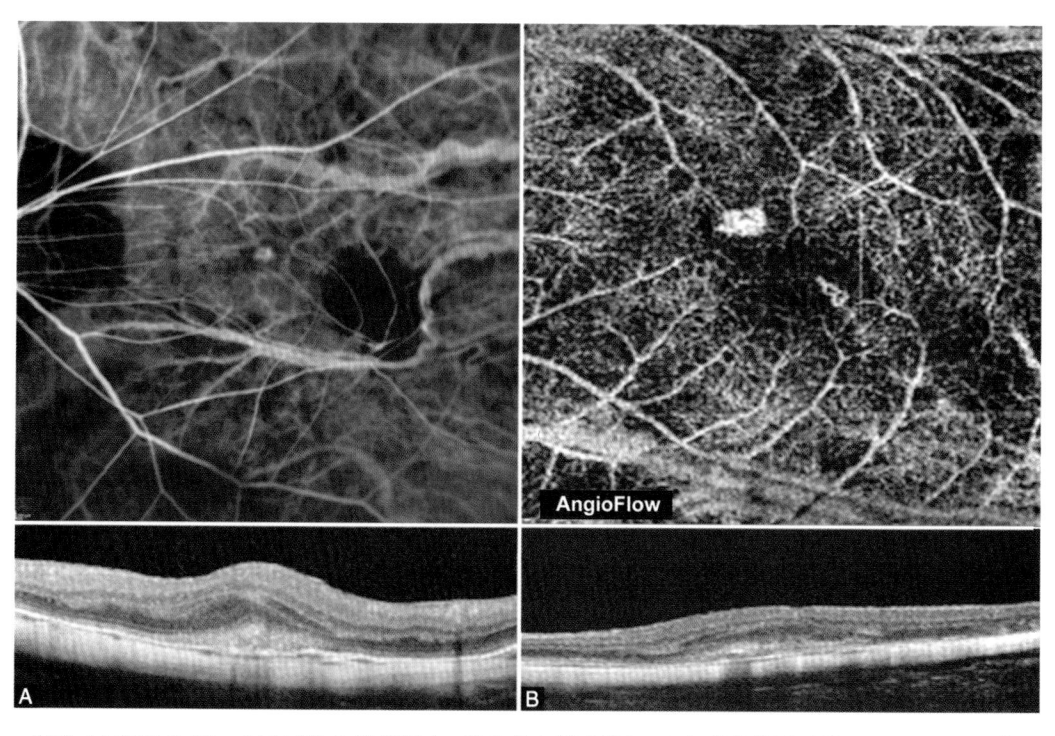

图 9.2A 和图 9.2B (A)因为血管很细小,荧光素血管造影(FA)和吲哚菁绿造影(ICGA)无法可靠地检测到退行性近视新生血管结构的细节;(B)OCT 血管成像(3mm×3mm)可以轻易检测到 CNV 血流,清晰可见靶样外观。在中心凹颞下可见去相干信号,这与 Bruch 膜破裂床内小片萎缩灶有关,造成"窗样效应"

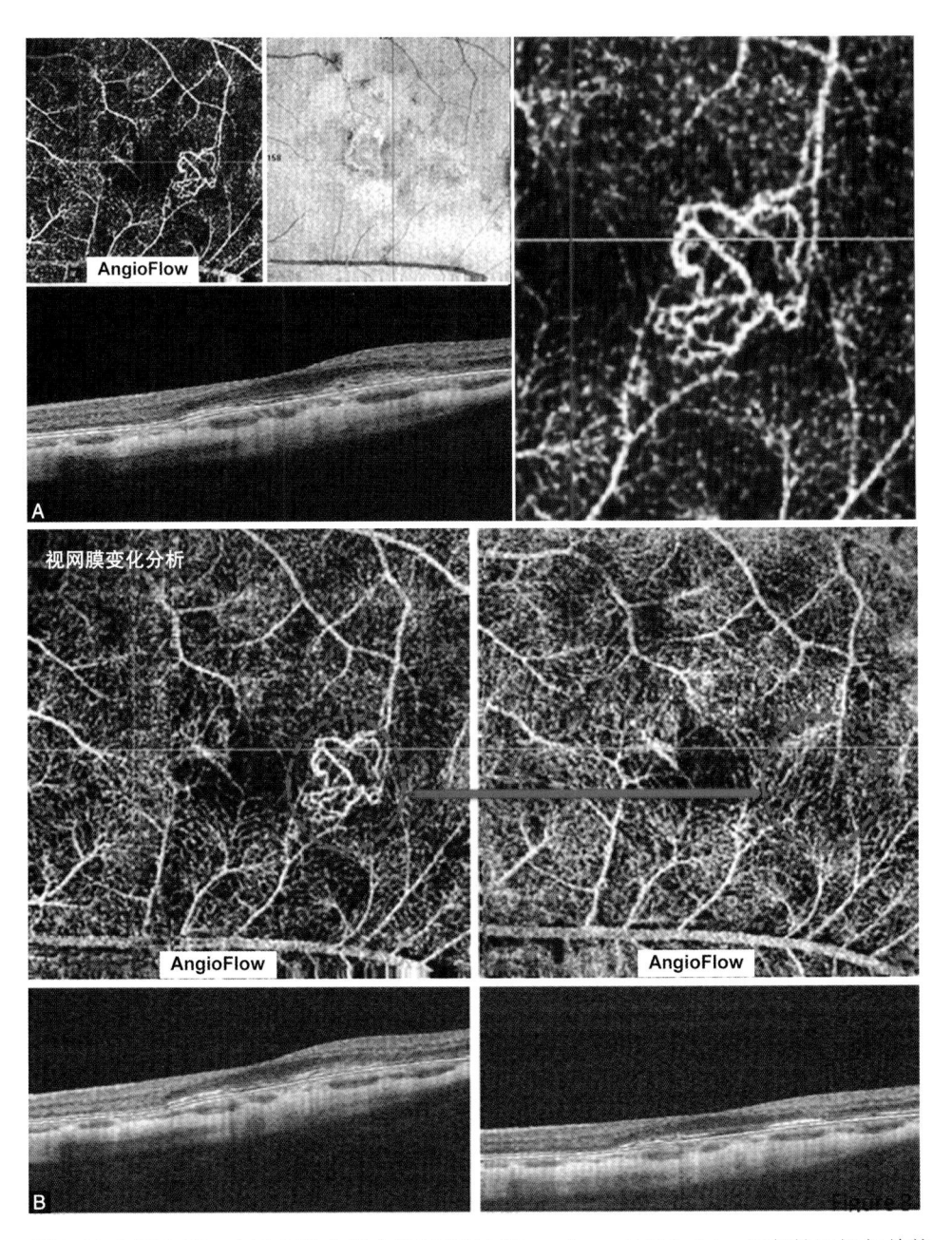

图 9.3A 和图 9.3B （A）OCT 血管成像（OCTA）（3mm×3mm 方格大小）。退行性近视相关的 CNV 特点为大的吻合血管干,在血管膜的周边与血管衹相连。这种 CNV 的结构提示其为新出现的新生血管,因为血管密度低。OCT B 扫描证实活动的新生血管特点为视网膜下高反射物质和与之相关的弥漫水肿;(B)为图 A 抗 VEGF 治疗后 CNV 的随诊图像。一次球内抗新生血管生长因子注射就能完全根除在新生血管膜层面的去相干信号。与老年性黄斑变性(AMD)相比,近视性患者 CNV 对抗新生血管生长因子治疗效果较好,持续时间较长。此现象显示高度近视和 AMD 患者两者 CNV 的不同

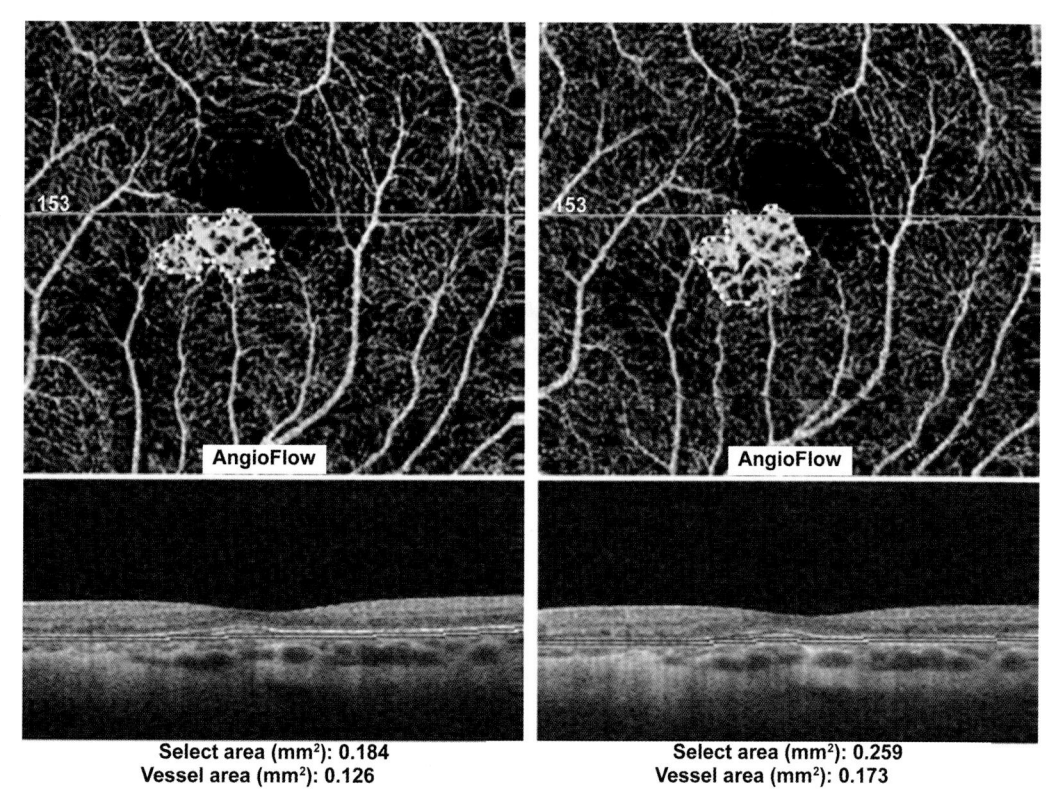

Select area (mm²): 0.184
Vessel area (mm²): 0.126

Select area (mm²): 0.259
Vessel area (mm²): 0.173

图 9. 4 OCTA(3mm×3mm 方格大小)。一位年轻的退行性近视患者的自发进展的新生血管病灶。他拒绝抗 VEGF 治疗。血流表面积测量软件(可以量化受累面积)可显示在一个月之内 CNV 面积由 0. 126mm² 增长到 0. 173mm²

血管样条纹并发的脉络膜新生血管

　　血管样条纹(AS)为 Bruch 膜破裂继发的弹性组织病理性钙化。其发生于系统性疾病,主要为弹性假黄色瘤。此病常无症状,也可并发脉络膜新生血管,造成视力下降。(图 9. 5 ~ 图 9. 7)。

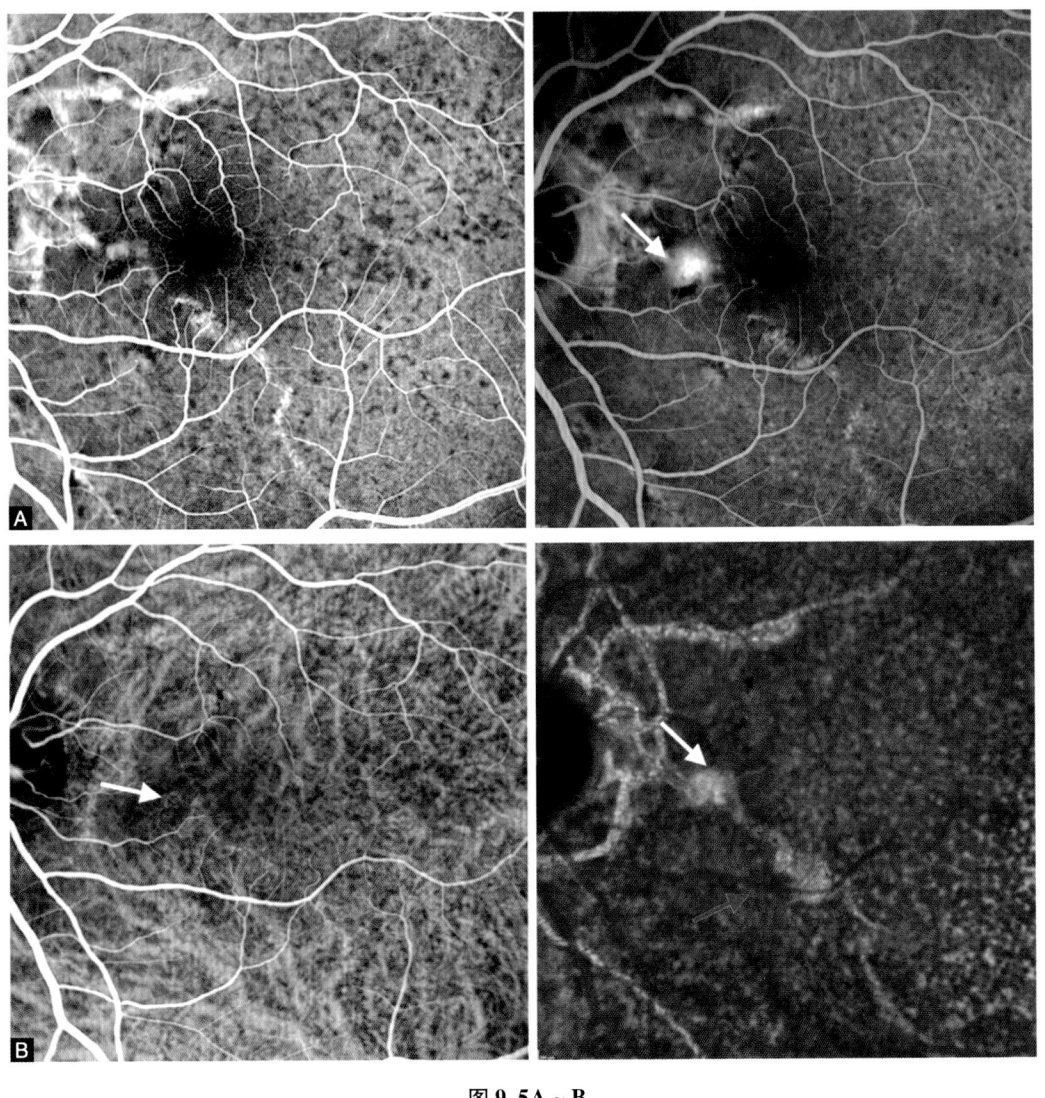

图 9.5A ~ B

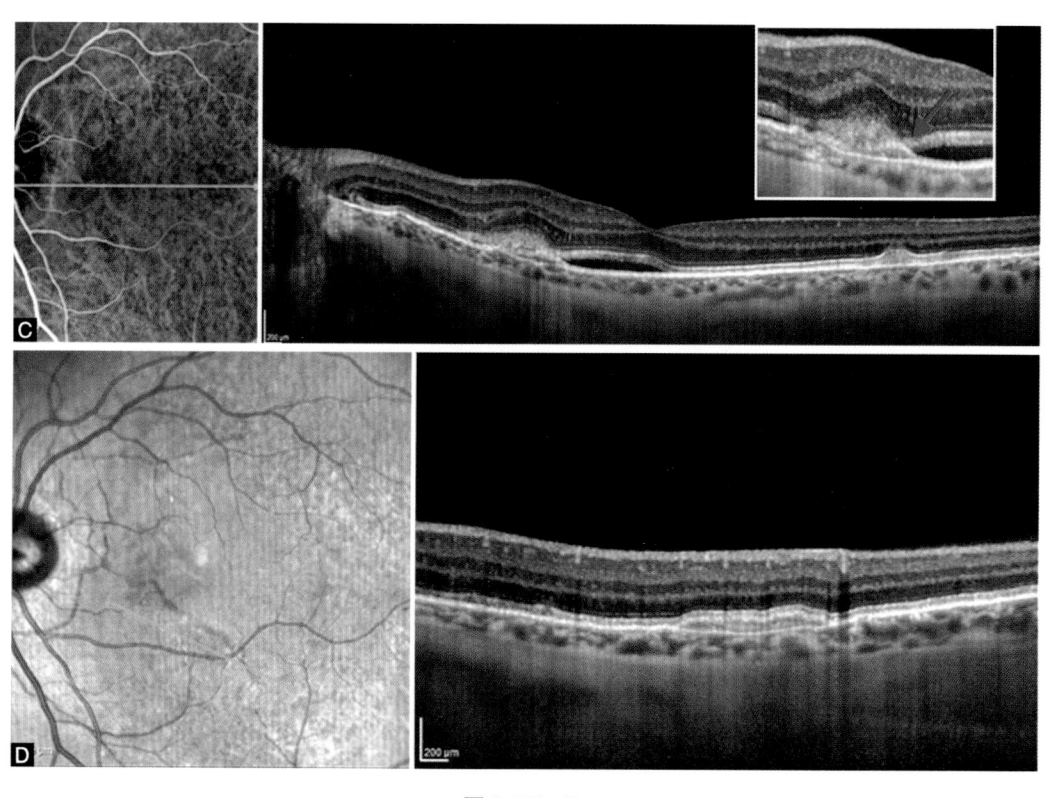

图 9.5C ~ D

图 9.5A ~ 图 9.5D （A）血管样条纹（AS）患者主要并发症是 2 型新生血管。此并发症诊断依靠荧光素血管造影（FA）（白色箭头）。AS 在 FA 早期荧光变化多变且由 RPE 好坏决定。（B）吲哚菁绿（ICGA）可为 1 型新生血管的显示提供补充信息。AS 显示吲哚菁绿高荧光及散在其上的细小"针尖"表现。本图高荧光区域常见毗邻 CNV（白箭头），沿着 AS 床（红箭头）；（C）OCT B 扫描 AS 的 CNV。横截面图显示视网膜下高反射物质与可见的 CNV 相对应（A），除此之外上皮隆起伴随 RPE 下的高密度反射（1 型 CNV）；（D）色素上皮层浅脱离伴随中等、有序的色素上皮下反射且未见视网膜内渗出表现，及沿着 AS，在 ICGA 晚期呈现高吲哚菁绿荧光斑块的点提示可能为隐匿型 CNV

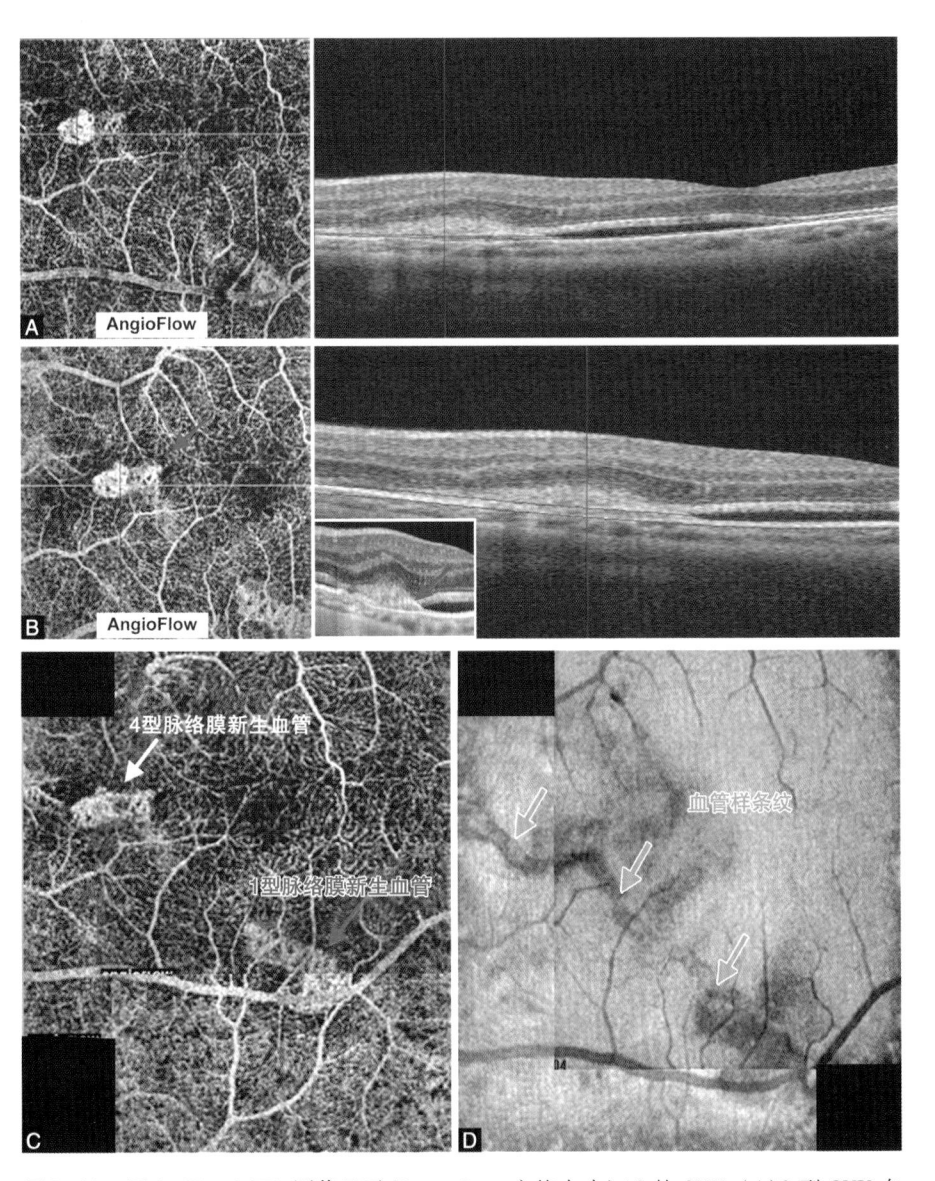

图 9.6A ~ 图 9.6D　OCTA 图像显示（3mm×3mm 方格大小）AS 的 CNV,（A）2 型 CNV 在横截面图中成束状稍位于 RPE 上;（B）将参考线定位在 RPE 层面可以让 CNV 的隐匿部分显现。隐匿 CNV 位于接近可见 CNV 处,表现为更为模糊、颗粒状去相干信号;（C）3 张部分后极部 3mm×3mm OCTA 图像的合成重建图。可见一去相干信号沿着条纹远离 CNV。这是在 OCT B 扫描中最有可能定位 1 型 CNV 的位置,OCTA 可以在此证实。OCTA 首次在 AS 中诊断混合性 CNV 并且描述 FFA 和 ICGA 高荧光区的新生血管性质;（D）3 张 3mm×3mm enface 结构 OCT 图像的合成图。en face 结构 OCT 可显示 AS 的走行（箭头所指暗区）。OCTA 提供了对血管样条纹与 CNV 的关系研究的便利性。结构（enface OCT）和功能 OCT（OCTA）的相关性还需要通过此技术提供的更多信息进一步充分分析

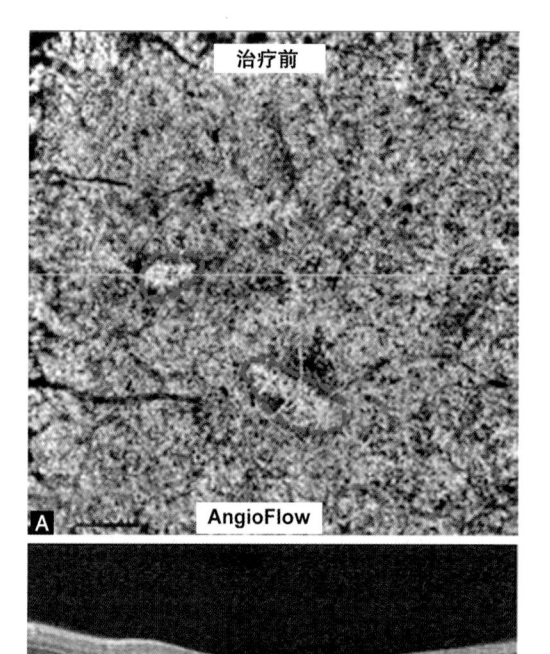

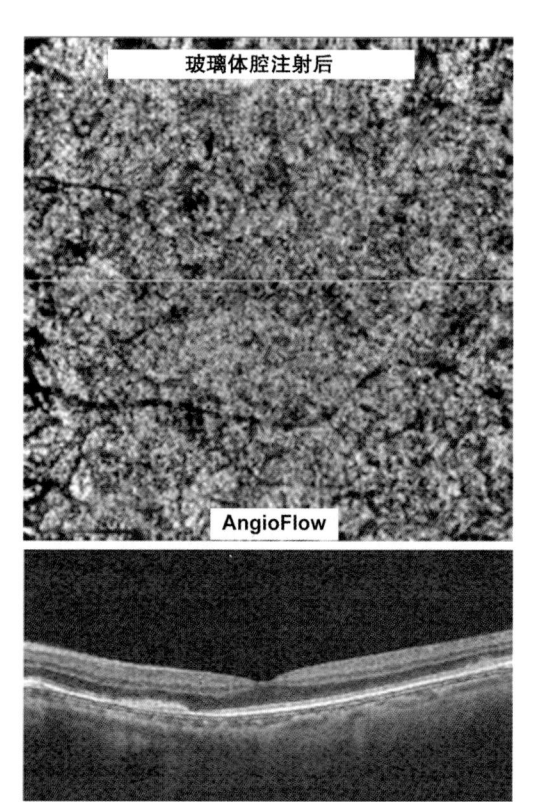

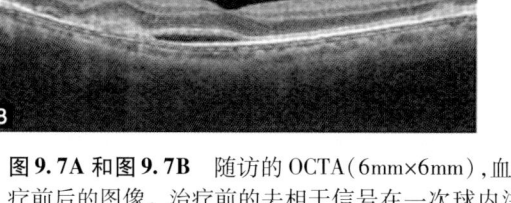

图 9.7A 和图 9.7B 随访的 OCTA（6mm×6mm），血管样条纹（AS）的 CNV 在抗新生血管生长因子治疗前后的图像。治疗前的去相干信号在一次球内注射抗新生血管生长因子药物后完全消失，包括对应区域可见的 CNV 和隐匿的 CNV

慢性中心性浆液性脉络膜视网膜病变

中心性浆液性脉络膜视网膜病变（CSCR）是一种影响中年男性的疾病，平均发病年龄为 40 岁左右。总体来说，呈自发出现自行缓解趋势，但是偶尔会转为慢性，造成视网膜结构改变。受累视网膜在视网膜外层可见早期区域性萎缩，以及片状色素上皮变形，这很有可能与脉络膜新生血管的位置有关（**图 9.8 ~ 图 9.12**）。

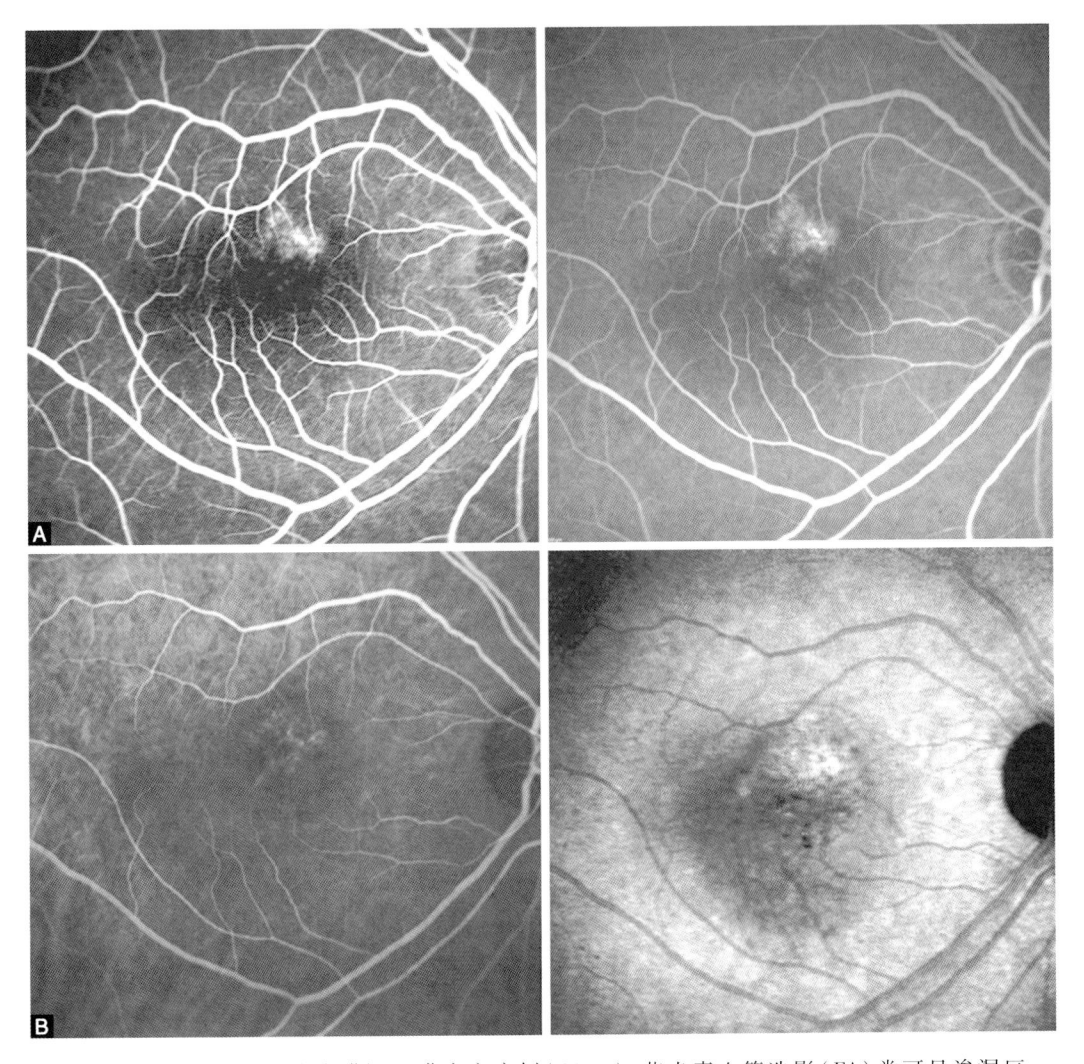

图9.8　中心性浆液性脉络膜视网膜病变病例（CSCR），荧光素血管造影（FA）常可见渗漏区。（A）吲哚菁绿造影（ICGA）；（B）慢性 CSCR 并发症，特别在以出现 1 型脉络膜新生血管或息肉样脉络膜血管病变（PCV）的脉络膜肥厚相关疾病。多模式分析可能对这些不同的并发症不能给出精确的诊断或鉴别诊断，故对治疗造成不利的影响

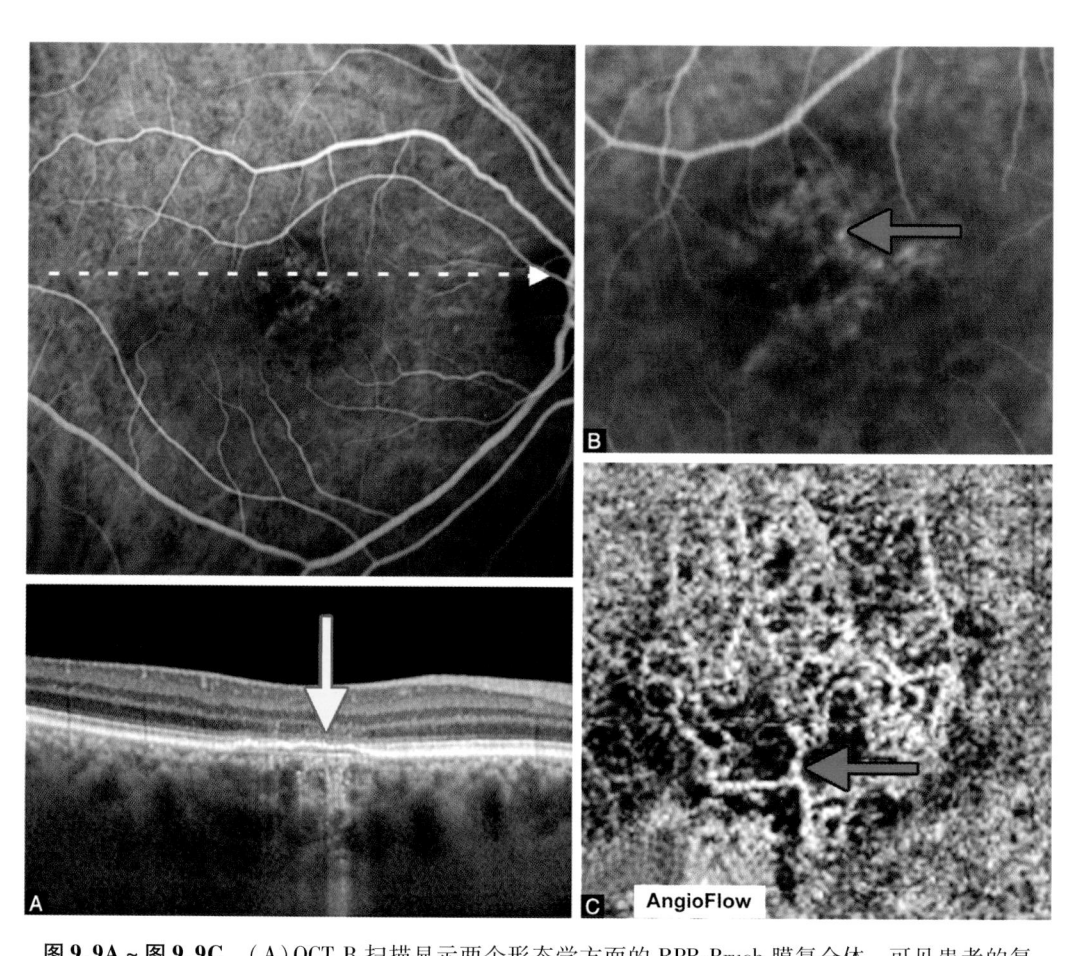

图 9.9A ~ 图 9.9C （A）OCT B 扫描显示两个形态学方面的 RPR-Bruch 膜复合体。可见患者的复合体轮廓呈扁平状,或波纹状色素上皮浅脱离伴随色素上皮下稍低反射(黄色箭头所示);(B)慢性 CSCR 的一些病例中,吲哚菁绿造影(ICG-A)可用来协助确诊可疑 CNV。然而,由于大量血管分支重叠使 CNV 和正常脉络膜血管难以鉴别;(C)OCTA 中,在较细薄波浪状 RPE 脱离处显示的是 1 型 CNV 伴随细微血管网和颗粒状去相干信号。慢性 CSCR 的 CNV 与 AMD 隐匿型 CNV 结构类似。一些血管走行因小的扩张造成不连续,其可能与 ICG-A 上的图像有关(红箭头所示)

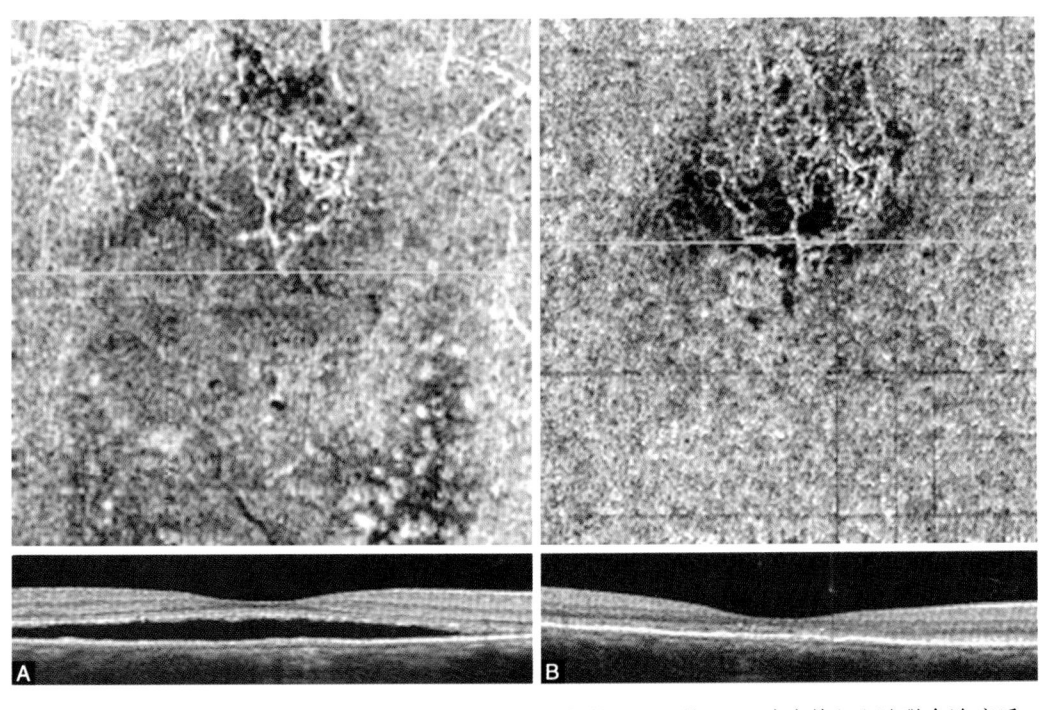

图 9.10A 和图 9.10B OCTA 随访图(6mm×6mm)。慢性 CSCR 的 CNV 治疗前(A)及联合治疗后 (PDT+抗 VEGF);(B)治疗后血管主干边界锐利,变细,不再有颗粒状外观。治疗后,OCT B 扫描上 所有渗出消失

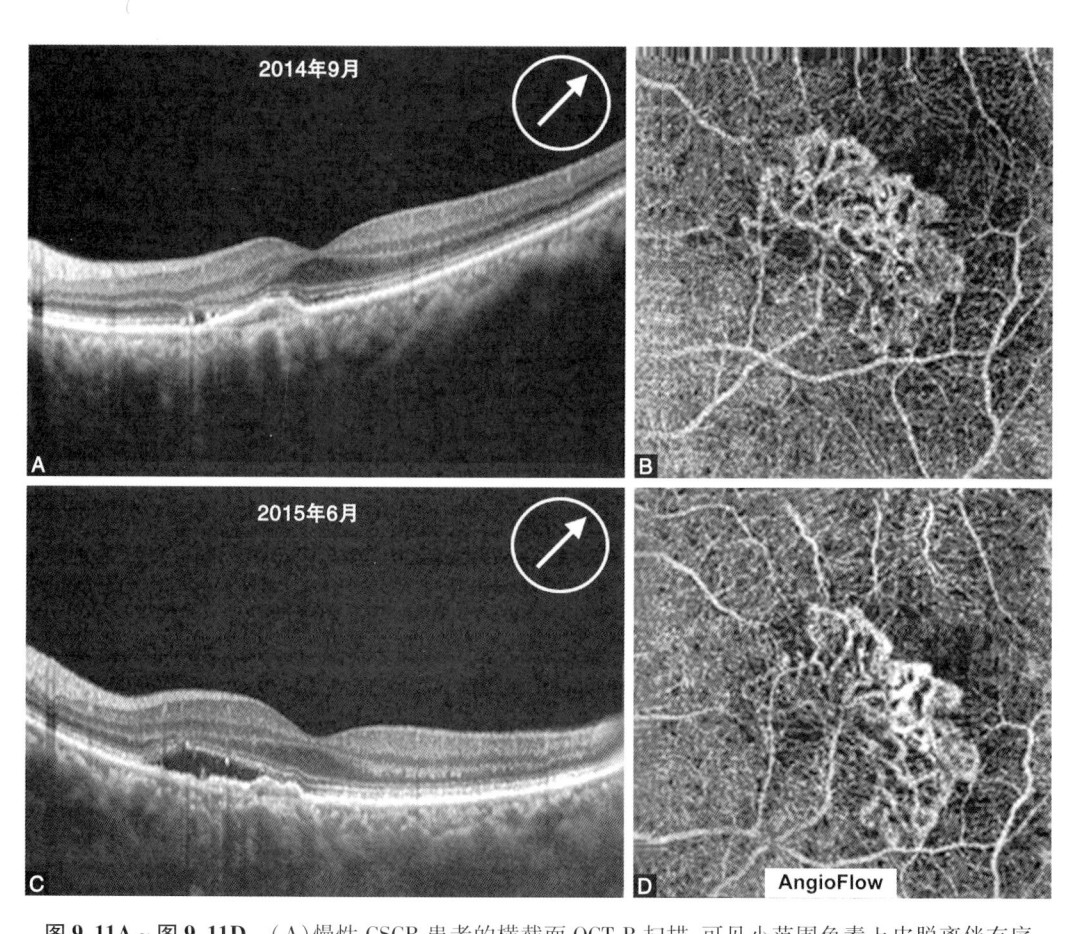

图 9.11A ~ 图 9.11D （A）慢性 CSCR 患者的横截面 OCT B 扫描，可见小范围色素上皮脱离伴有序的色素上皮下反射，无视网膜内渗出，其非常可能是 1 型 CNV；（B）OCTA 可见扇状色素上皮下新生血管网位于可见相应的色素上皮脱离区；（C）同一患者 9 个月后随访的横截面 OCT B 扫描图像，可见视网膜内水肿伴层间浆液性脱离；（D）OCTA 9 个月随访时显示新生血管网主干管增粗，特别是颞侧伴有显著的去相干信号，并扩展到 1 型 CNV 表面。OCTA 可以让我们在没有任何视网膜内渗出迹象前识别新生血管，可见 OCTA 在早期诊断 CNV 中有不可否认的重要性

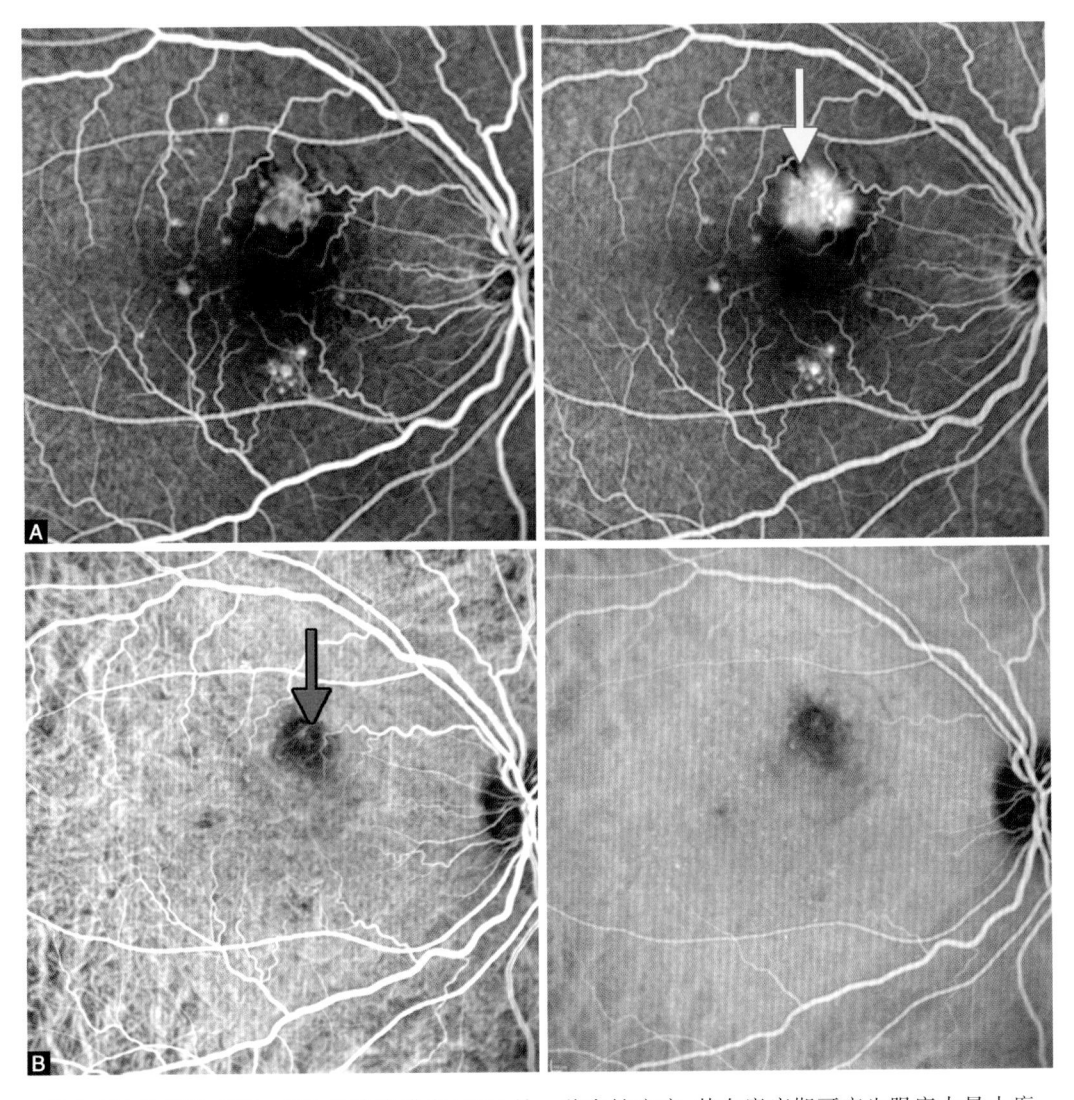

图 9.12A 和图 9.12B　多灶性脉络膜炎(MC)是一种炎性疾病,其在瘢痕期可产生眼底大量小瘢痕。(A)荧光素血管造影(FA)中,脉络膜炎的瘢痕常为高荧光不伴晚期染料渗漏。其与早期高荧光、晚期渗漏的可见 CNV 表现不同,该表现可以增加对炎症判读的复杂度,如此一例病例(黄色箭头所示);(B)吲哚菁绿造影(ICGA)中,瘢痕为低荧光,其可见性依赖于大小和脉络膜毛细血管灌注状态。CNV 中央常高荧光,周边低荧光或中等荧光。中心高荧光与滋养主干显示持续时间有关(红箭头所示)

多灶性脉络膜炎相关的脉络膜新生血管

多发性脉络膜炎（MC）是一种炎性疾病，在瘢痕期会在后极部留有许多小瘢痕。在荧光素血管造影上，脉络膜炎的瘢痕一般呈高荧光，不伴晚期染料弥漫渗漏。这与早期高荧光晚期渗漏的可见 CNV 表现不同。该表现可增加对的对炎症疾病判读的复杂性。ICG 造影中，瘢痕呈低荧光表现，其可视性取决于面积大小和脉络膜毛细血管灌注状态。CNV 常呈中心高吲哚菁绿荧光，周边荧光素中低荧光。OCTA 可见的新生血管网由一些大的主干在新生血管膜内和周边通过血管祥吻合而成（图 9.13 ~ 图 9.14）。

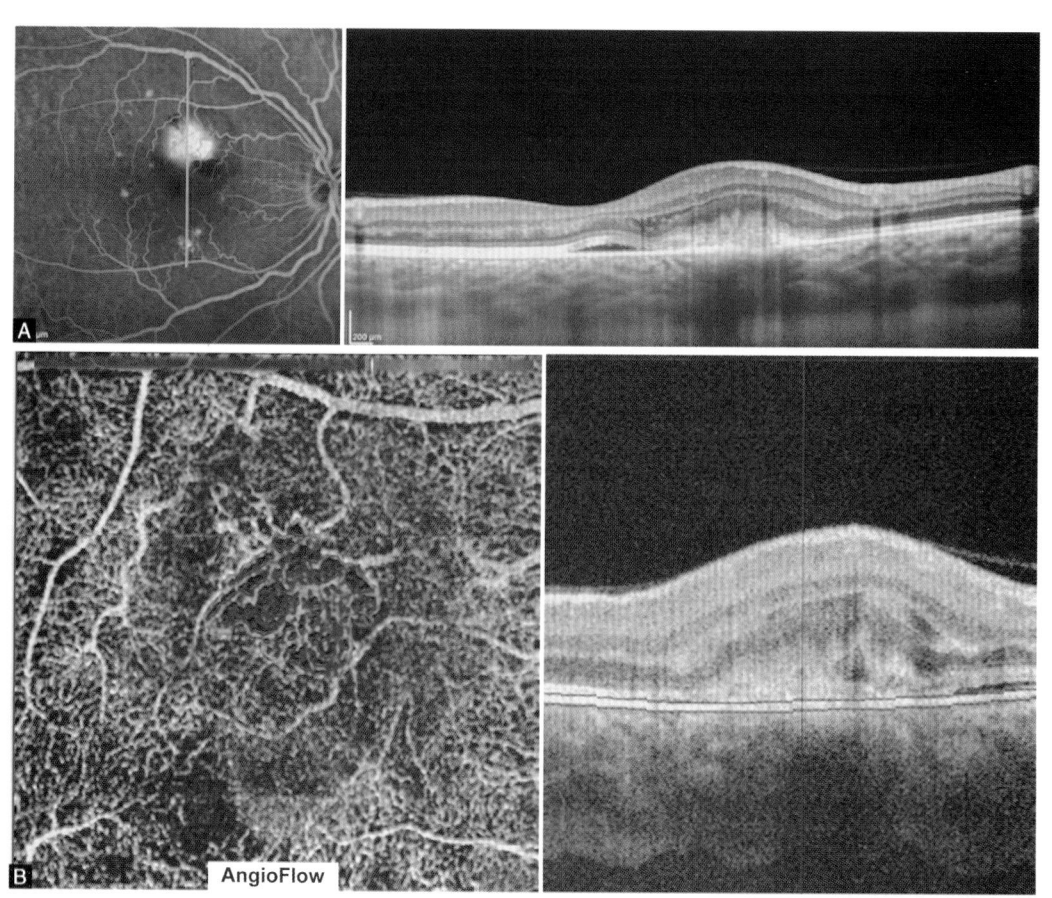

图 9.13A 和图 9.13B （A）OCT B 扫描多灶性脉络膜炎（MC）的 CNV。CNV 表现为与浆液性视网膜脱离有关的视网膜下高反射区。RPE 的连续性在 CNV 穿过 RPE 到视网膜下时发生改变；（B）OCTA（3mm×3mm）可见新生血管网由许多大主干在新生血管膜内和周边通过血管祥吻合而成

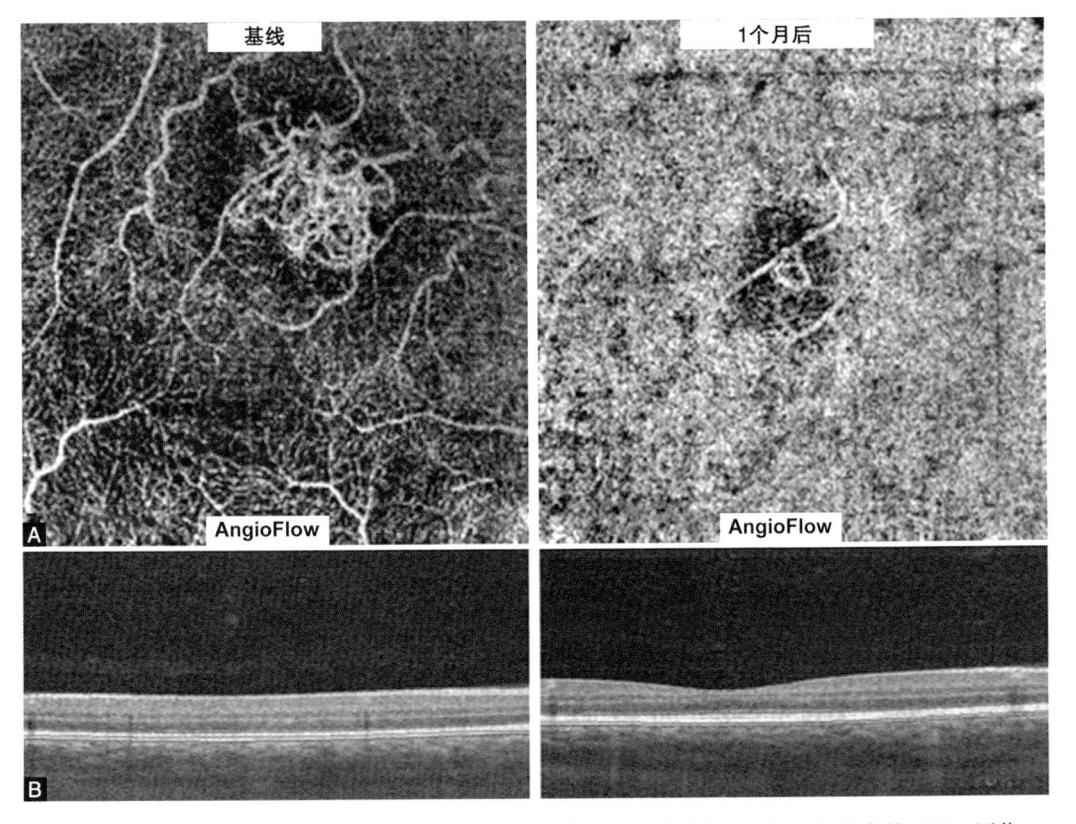

图 9.14A 和图 9.14B　OCTA(3mm×3mm)随访图。多灶脉络膜炎(MC)的 CNV 治疗前 OCTA 图像。(A)抗 VEGF 治疗后;(B)治疗后周边的 CNV 的去相干信号消失。仍然存在的血流的滋养干位于 CNV 穿透炎症后的 RPE 破裂处。此持续存在的 CNV 血管干可能标志着此处新生血管再生的可能性

息肉样脉络膜血管病变

Maddalena Quaranta-El Maftouhi,Adil El Maftouhi

息肉样脉络膜血管病变(polypoidal choroidal vasculopathy,PCV)是一组包括不同种类的病变:特发性 PCV 和继发于肥厚型脉络膜疾病(pachychoroid disease)、中心性浆液性脉络膜视网膜病变(central serous chorioretinopathy,CSC)或弥漫性视网膜色素上皮病变(diffuse retinal epitheliopathy,DRE)、年龄性黄斑变性(AMD)以及少见疾病如视盘倾斜综合征(tilted disk syndrome)、血管样条纹和痣相关的疾病而继发的 PCV。

吲哚菁绿血管造影(ICGA)是诊断 PCV 影像模式的金标准。扫描激光检眼镜(SLO)血管成像是另外一种方法,可检测到整体病变。PCV 疾病的特征性表现为分支新生血管网向边缘或内在的息肉内膨胀。ICGA 显示息肉病灶依赖多层面的复合荧光图像,并不依赖其与视网膜色素上皮(RPE)有关的位置。相反地,OCTA 便于对事先确定的组织厚度进行分层分析。由于全部的息肉病灶不位于同一层面,为了能显示病灶,必须进行分层分析,脉络膜毛细血管水平的分支血管网,

以及包含息肉样扩张、具有合理厚度、含有息肉样病灶的 RPE 脱离层面。本章我们将侧重讲解此种特发性 PCV 的 OCTA 特征 (图 **9.15 ~ 图 9.19**) 。

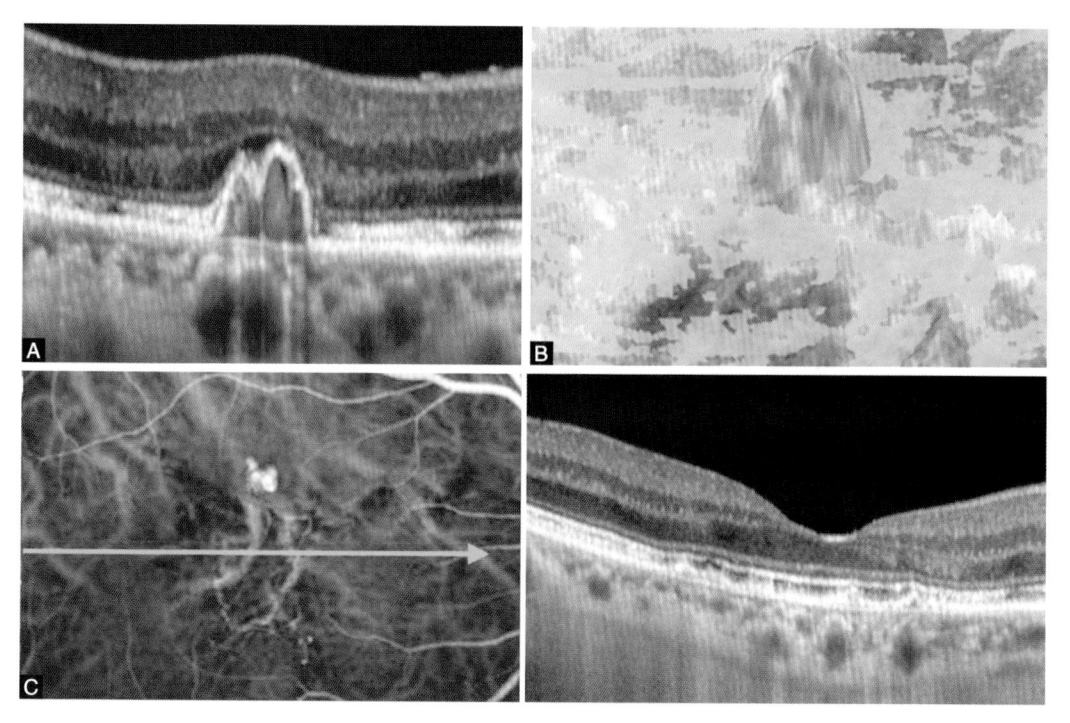

图 9.15A ~ 图 9.15C （A 和 B）OCT B 断层扫描的地形图显示的是一个典型的息肉结构,其伴随色素上皮脱离,形为圆顶状伴清晰陡峭的边界及与橄榄形上皮下结构相对应的息肉样扩张;(C)分支血管网少见色素上皮凸起抬高,且伴有轻微波浪状外形(双线征)

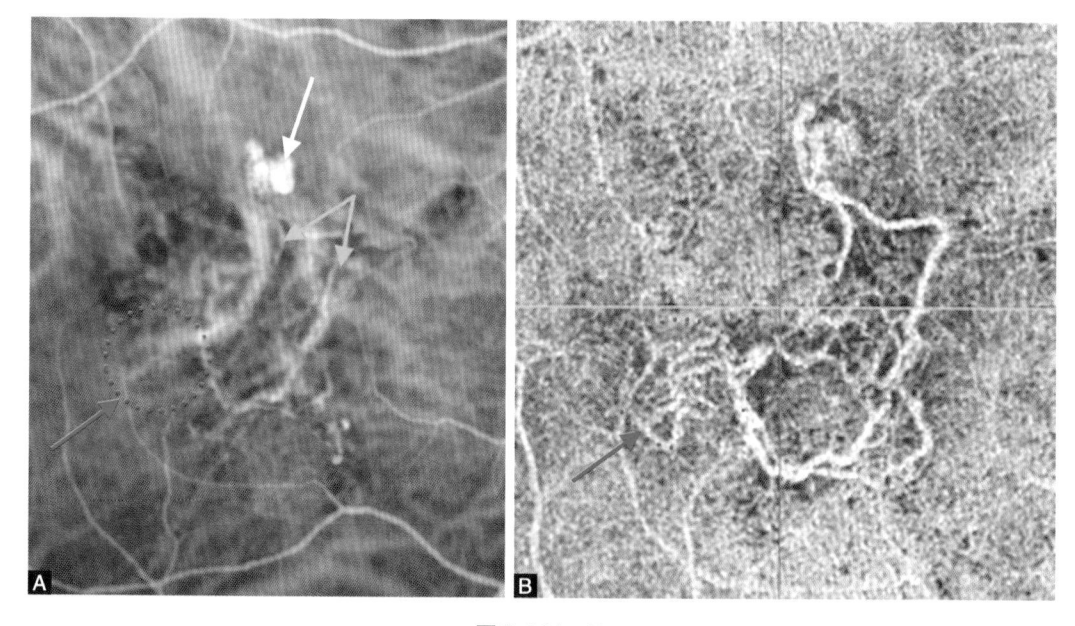

图 9.16A ~ B

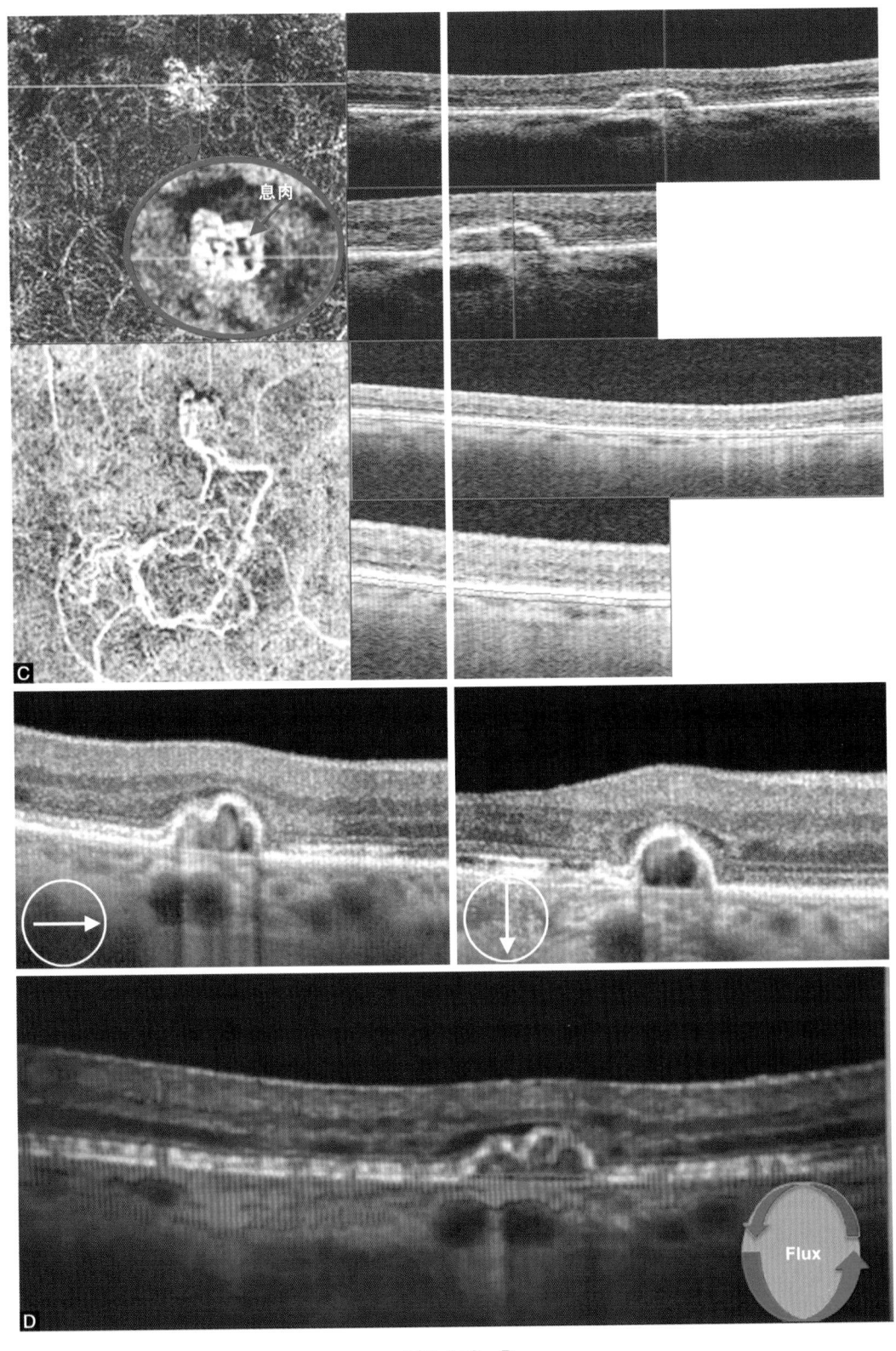

息肉

C

D

Flux

图 9.16C ~ D

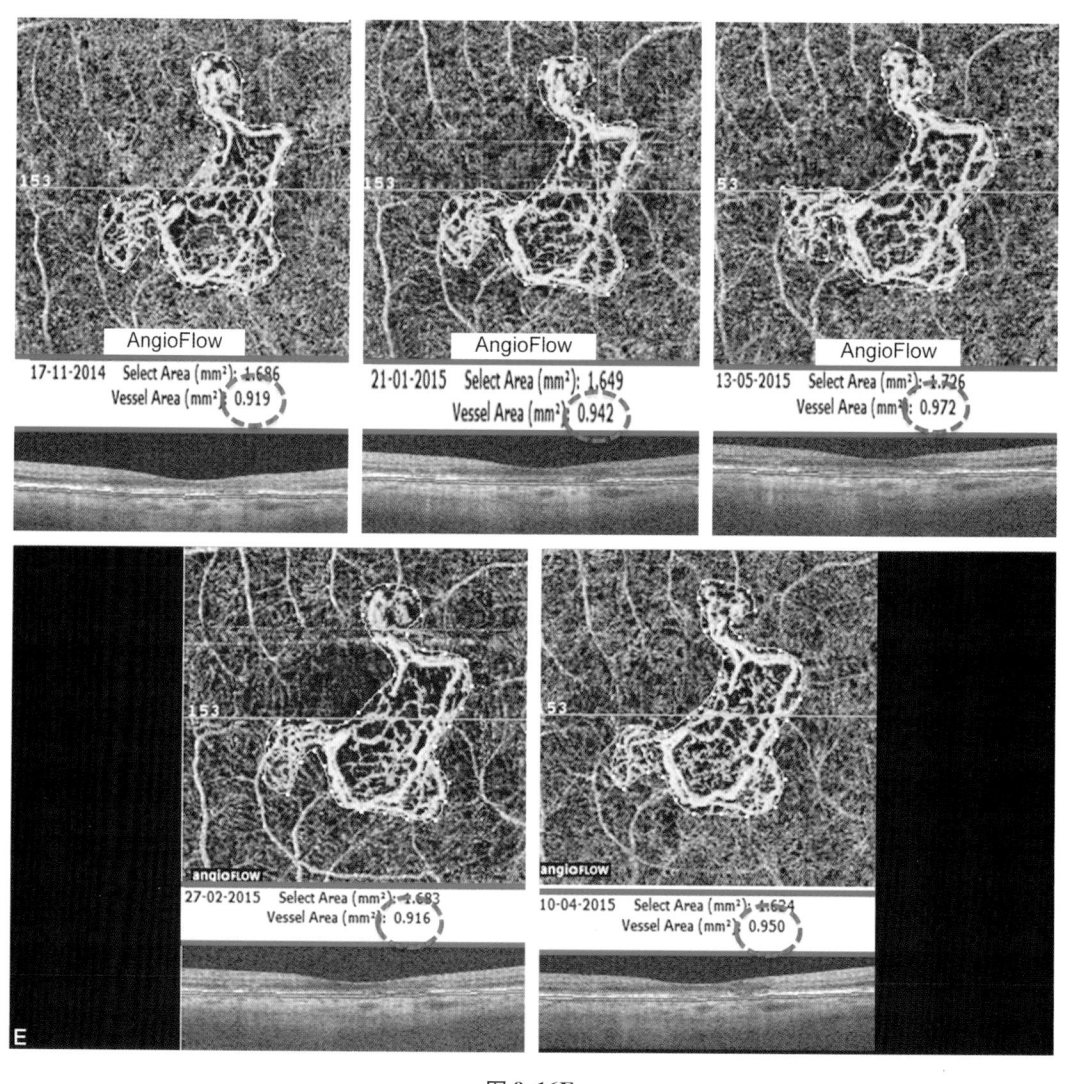

图 9.16E

图 9.16A ~ 图 9.16E （A）在 ICGA 中,息肉可见早期囊状高荧光(白箭头所示),图像早期阶段只有相互连接的网状结构的主要血管可见;（B）OCT 血管成像中分支血管网全部可见位于 RPE 下的 Bruch 膜层面;（C）可见息肉位于另一个横断面,需要将观察层面定位于色素上皮脱离（PED）处;（D）厚度必须与合适的 PED 大小相匹配以检测与息肉样病灶相关的去相干信号;（E）经过 PDT 和抗 VEGF 联合治疗的随诊图。表层血流软件提供了直径和病变血流灌注的有限改变数据,尽管未表现出渗出的征象

图 9.17A ~ 图 9.17F （A）OCT B 扫描图像显示息肉样扩张伴浆液性脱离的特异表现；（B）OCTA（6mm×6mm）在脉络膜毛细血管层显示中心凹外 PCV 的连接结构；（C）OCTA（6mm×6mm）以合适厚度的层面定位于 PED。息肉显示为去相干信号，位于相互连接的血管网的层面；（D）En face OCT（结构 OCT）结合 OCTA 提供视网膜浆液性脱离及息肉样扩张的表面图像，其表现为病灶周围的反射增强；（E）OCTA（2mm×2mm）其层面位于脉络膜毛细血管水平，强化显示了相互连接的血管网的血管结构；（F）OCTA（2mm×2mm）其层面位于 PED 水平，通过"放大镜"效应增强血管投影并显示与深层毛细血管扩张有关的息肉

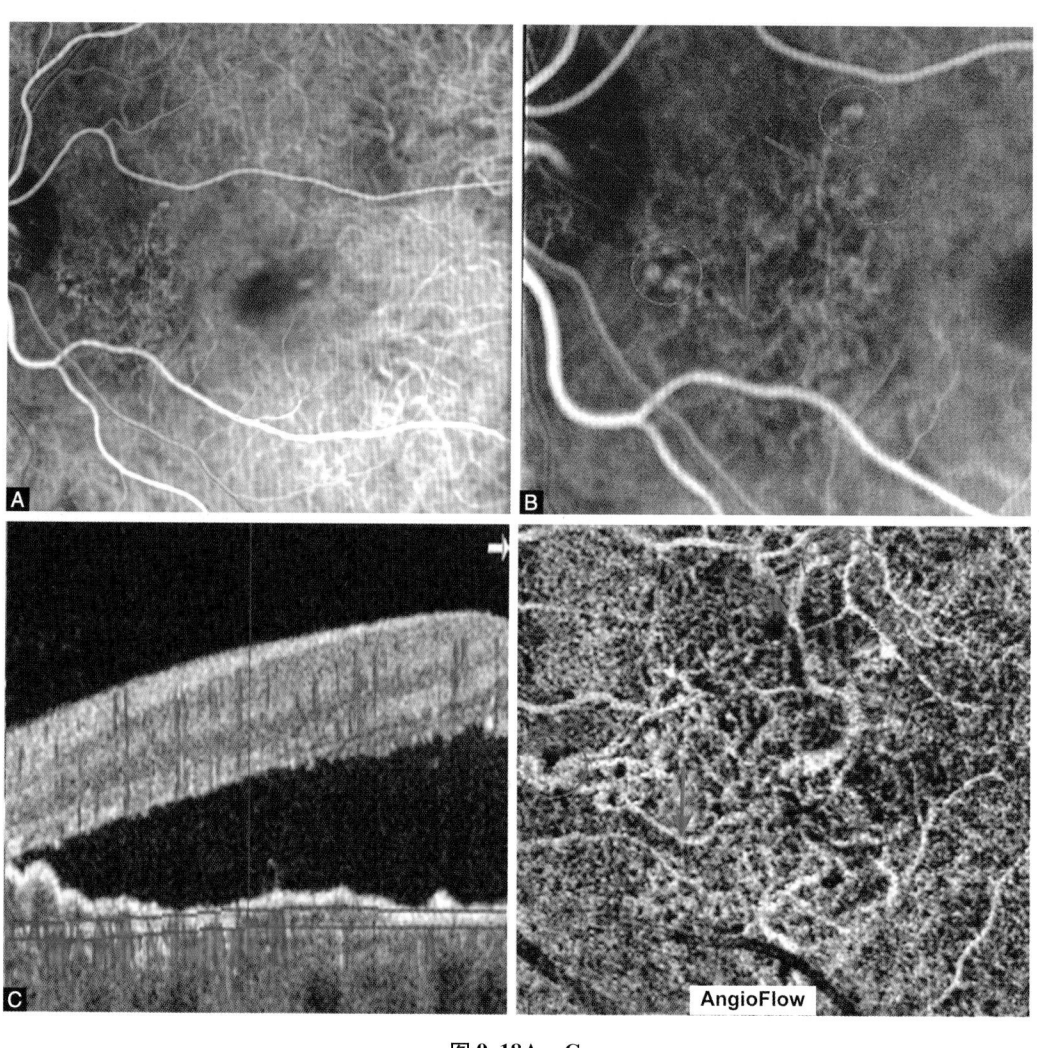

图 9. 18A ~ C

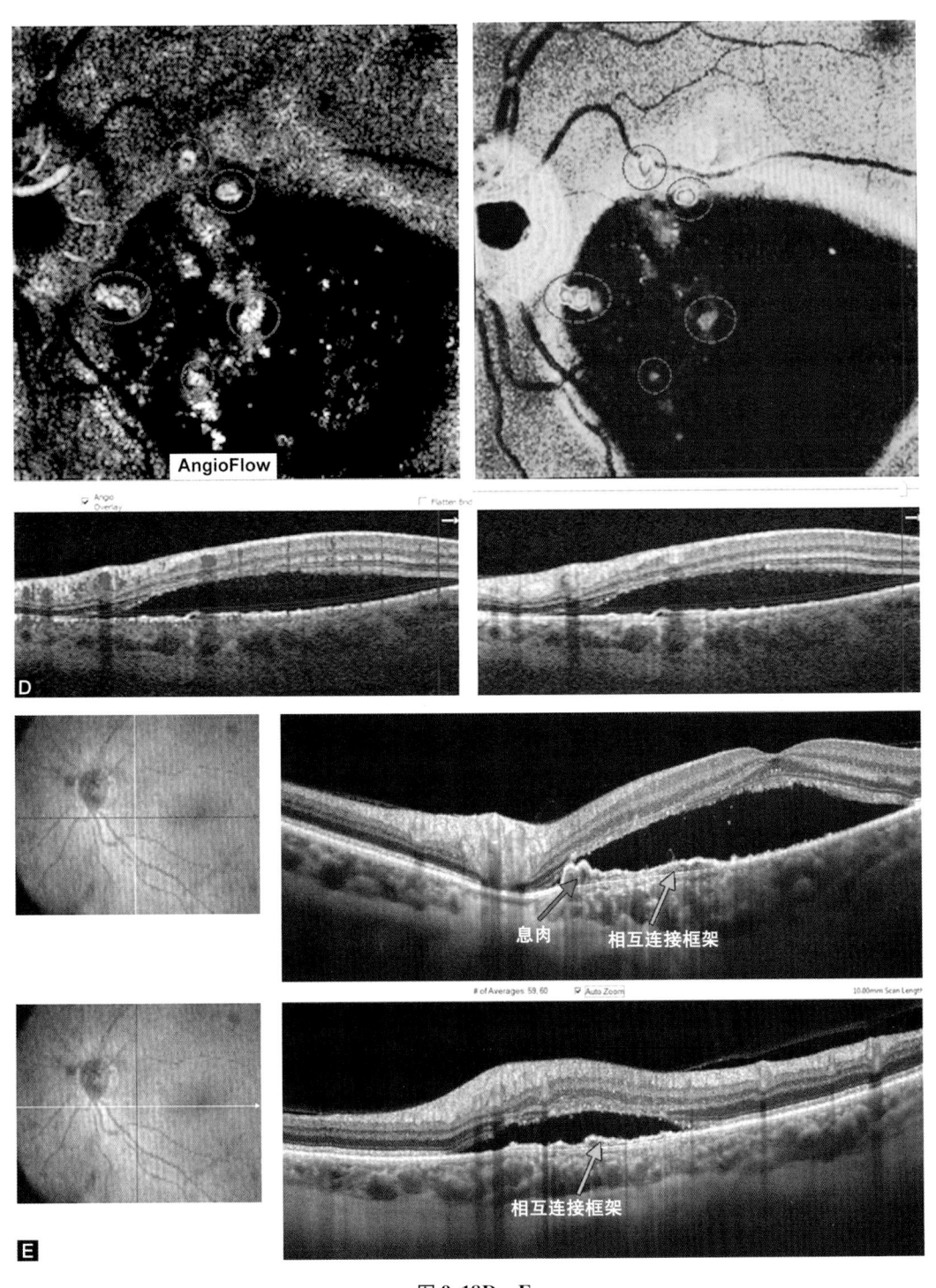

图 9. 18D ~ E

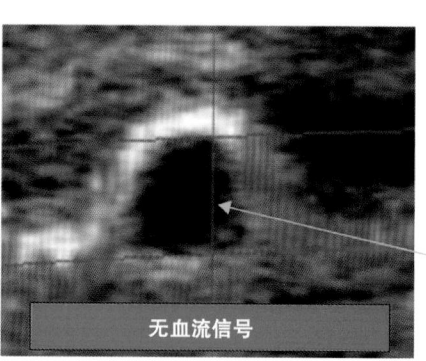

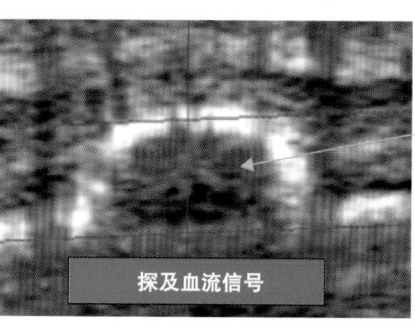

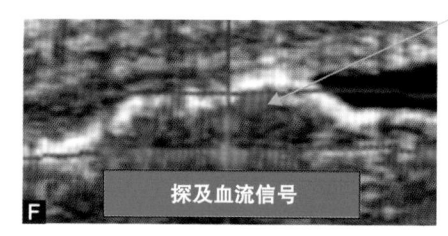

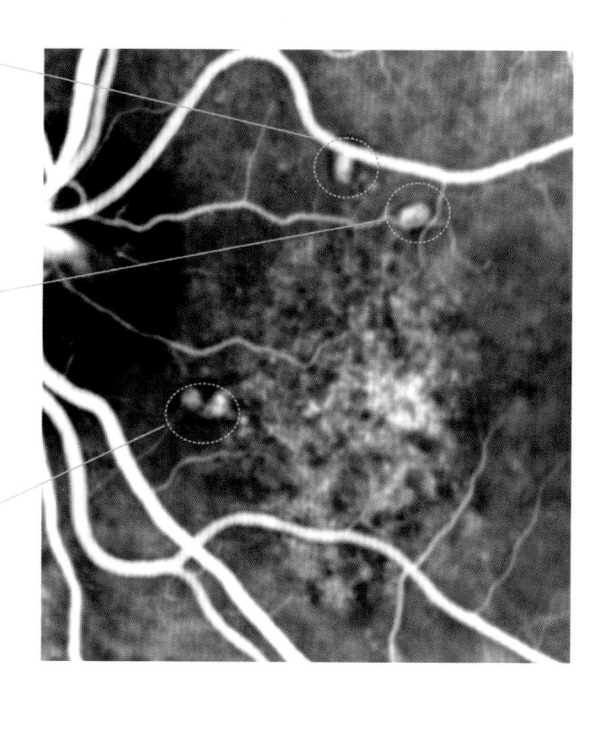

图 9.18F

图 9.18A ～ 图 9.18F　（A）ICG-A 早期,显示一个位于视乳头黄斑中间区、非常纤细、相互连接的血管网伴有息肉样囊样扩张;(B)ICG-A 视乳头黄斑中间区放大图显示纤细的血管网。分支血管网(紫色箭头所示)和息肉样扩张(红圈所示);(C)OCTA(3mm×3mm),显示分支血管网(紫色箭头所示)在分层上定位于 Bruch 膜之上。相反地,息肉样扩张(红圈所示)在此位置层面罕见;(D)OCTA(3mm×3mm),结合 en face OCT 显示的伪彩图片,厚度和部位经过修改调节(位于 Bruch 膜上),目的为更佳化的显示包含息肉病灶的 PED。在 en face OCT 上显示的息肉样扩张与在 OCTA 上显示的去相干信号相对应。在 OCTA 分析的第二部分,息肉样扩张所见数量明显多于 ICG-A(红圈所示);(E)OCT B 扫描的息肉样病灶显示相对扁平的 RPE 脱离(分支新生血管网)伴随边界不连续的小脱离(息肉);(F)横截面扫描显示息肉内血流

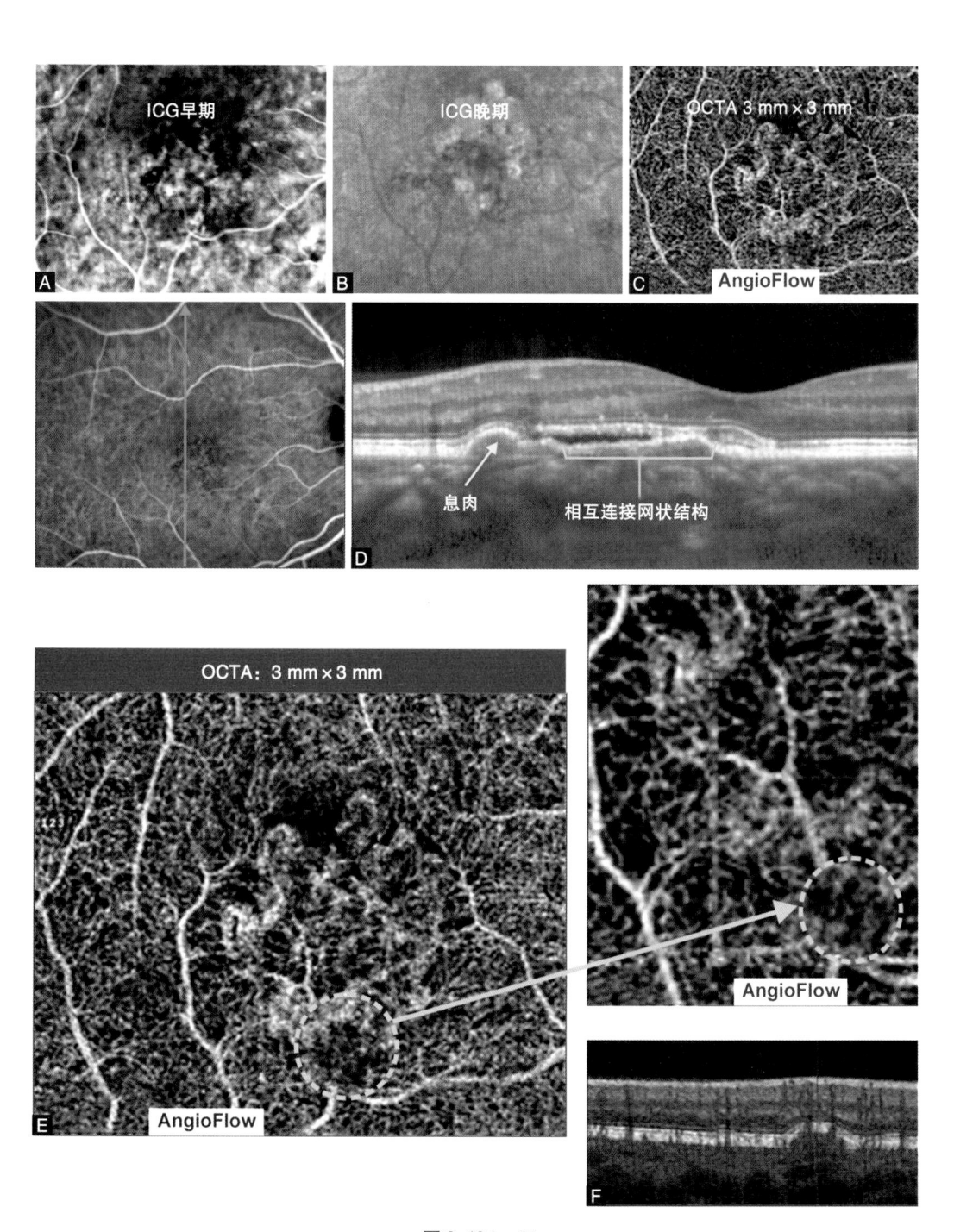

图 9. 19A ~ F

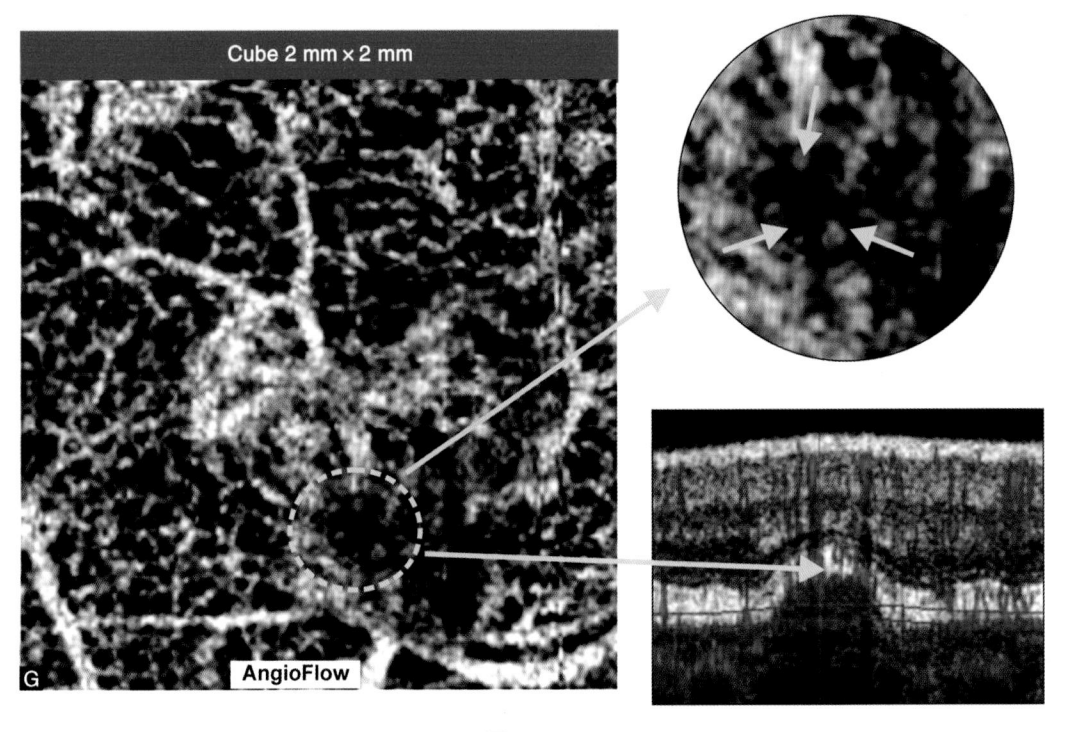

图 9. 19G

图 9. 19A ~ 图 9. 19G （A）和（B）ICGA 显示一处高荧光分支血管网和息肉样扩张；（C）OCTA（3mm ×3mm），层面聚焦于脉络膜毛细血管层，显示分支血管网为不均匀的去相干信号。后一特征很有可能是由于缺少渗出和息肉样病灶边界显示较清晰所致；（D）OCT B 扫描去除了一些与息肉相关、边界清晰的 PED，及相互连接血管网所在层面、轻度隆起的 RPE；（E）OCTA（3mm×3mm），层面聚焦于脉络膜毛细血管，可见与 PED 相关低反射灶，但息肉样病灶本身无法被检测到；（F）OCTA（3mm×3mm），层面成比例放大显示 PED，可见与微弱去相干信号有关的非常纤细的息肉样扩张；（G）OCTA（2mm×2mm），层面聚焦于脉络膜毛细血管和对病灶大小成比例显示，成功的观察到息肉样病灶内微弱血流。息肉显示为肾小球状，具有相互连接的结构

10

与年龄相关性黄斑变性无关联的其他类型脉络膜新生血管

Leonardo Mastropasqua，Luca Di Antonio

脉络膜新生血管（CNV）可以导致视力丧失[1]，主要与年龄相关性黄斑变性（AMD）有关。然而，其他视网膜疾病也可以并发CNV，影响脉络膜并破坏视网膜色素上皮（RPE）和 Bruch 膜。所有这些类型的 CNV 和 AMD 具有某些类似特征。

CNV 可以作为疾病的结果发生在许多

眼科疾病中，包括病理性近视[2]（图 10.1A 和图 10.1B），血管样条纹[3]（图 10.2A～图10.2G），成人黄斑中心凹卵黄样营养不良[4]（图 10.3A～图 10.3E），中心性浆液性脉络膜视网膜病变[5]（图 10.4A～图 10.4F），黄斑毛细血管扩张[6]（图 10.5A～图 10.5G），息肉样血管病变[7]（图 10.6A～图 10.6F），

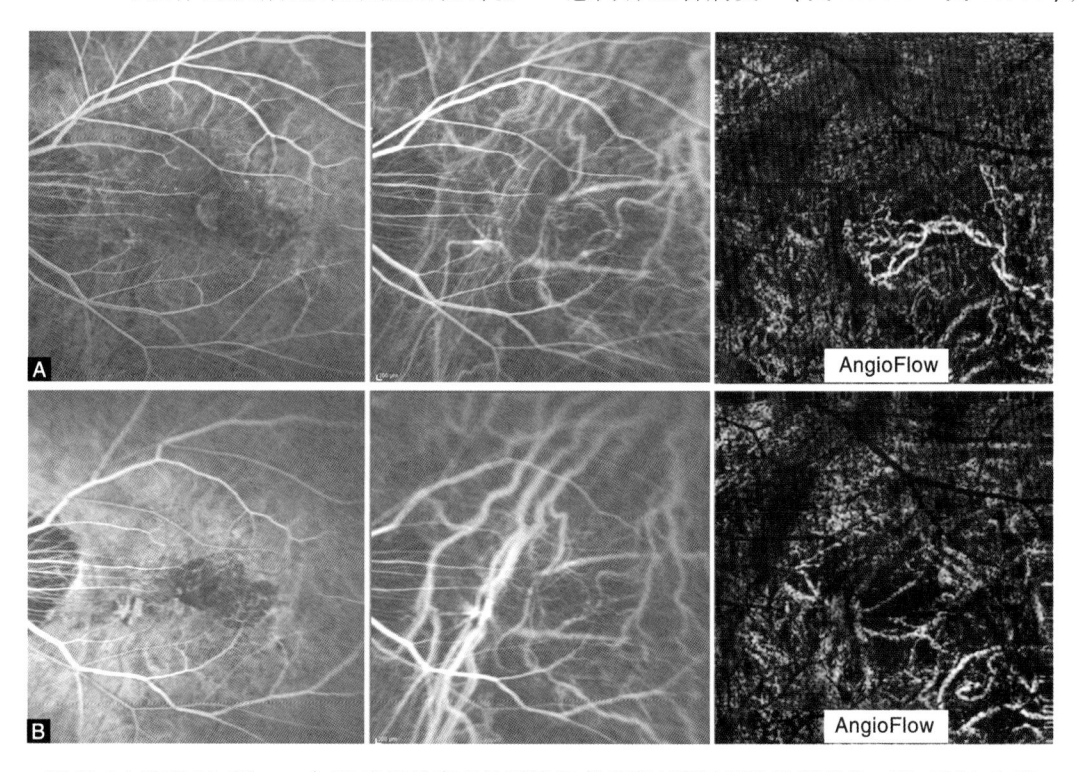

图 10.1A 和图 10.1B 一个 56 岁男性病理性近视患者多模态视网膜脉络膜影像。FA、ICGA 和彩色模式的 OCT 血管成像基线数据显示 CNV 新生血管网：（A）OCT 血管成像突出新生血管复合体为高血流新生血管；（B）FA，ICGA 和彩色模式的 OCT 血管成像显示经球内注射抗新生血管生长因子治疗一个月后脉络膜新生血管消失

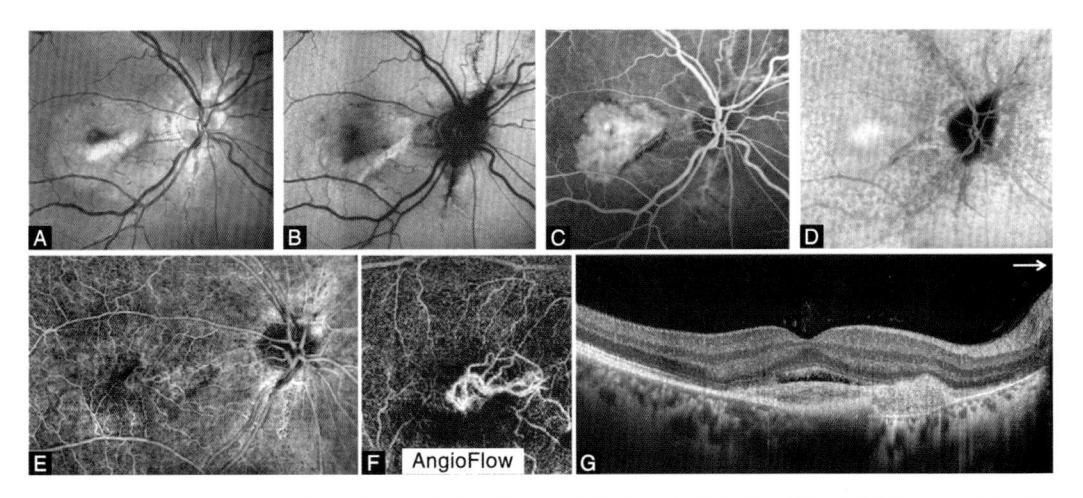

图 10.2A ~ 图 10.2G 一位 43 岁男性患有中期 β 地中海贫血患者多模态视网膜图像：(A)彩色图像显示血管样条纹从视盘放射分布,黄白斑块周围可见多发出血,和血管弯曲；(B)后极部自发荧光(FAF)显示血管样条纹为不规则暗线伴沿边缘增强局部多变的自发荧光；(C)荧光血管造影显示血管样条纹为高荧光线,并且伴随荧光增强的着染和染料的积存(CNV)；(D)ICGA 描绘为一个低荧光点和低荧光不规则线条组成的典型"橘皮征"表现；(E)OCT-A(由两部分 6mm×6mm 扫描重叠构成)突出周边血管样条纹和中心凹下 CNV；(F)OCT-A(3mm×3mm)比标准荧光血管造影更好地显示了一个扇状异常血管网；(G)B 扫描显示 RPE 上高反射物质和视网膜下液的出现

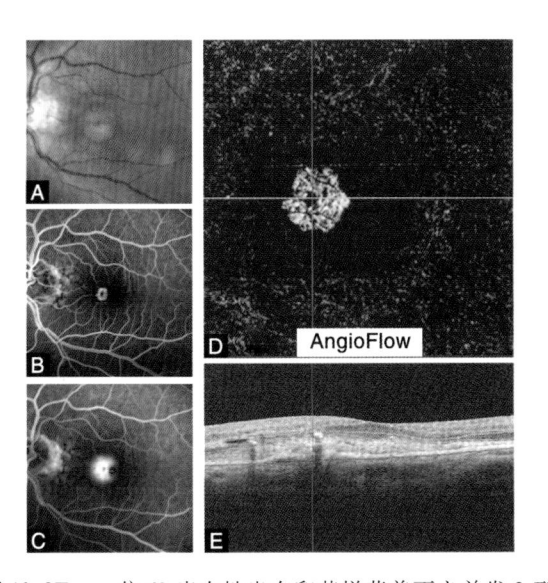

图 10.3A ~ 图 10.3E 一位 62 岁女性患有卵黄样营养不良并发 2 型脉络膜新生血管的多模态视网膜图像。(A)彩色图片显示黄色圆形病灶(B)FA 显示早期高荧光(C)晚期染料蓄积和渗漏(D)OCTA(3mm×3mm)增强显示一个"车轮"状 2 型 CNV(E)B 扫描显示参考平面位于外层视网膜

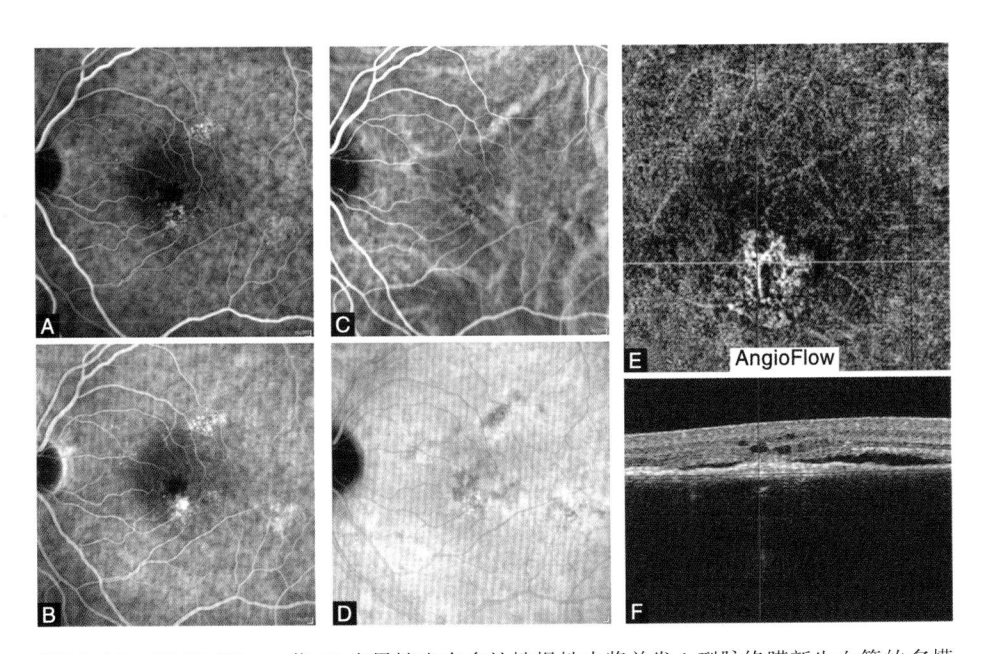

图 10.4A ~ 图 10.4F　一位 62 岁男性患有多灶性慢性中浆并发 1 型脉络膜新生血管的多模态视网膜图像。(A)FA 早期显示多发细颗粒状高荧光(B)晚期显示近黄斑中心凹区异常渗漏(C)ICGA 早期显示由脉络膜毛细血管高通透性引起的多发岛状高荧光(D)晚期显示脉络膜岛状结构的荧光冲刷(wash-out)现象(E)OCTA 显示一个"缠绕"的 2 型 CNV(F)与上述病灶相应的 B 扫描显示视网膜内囊样结构、视网膜下积液及 RPE 的扁平脱离

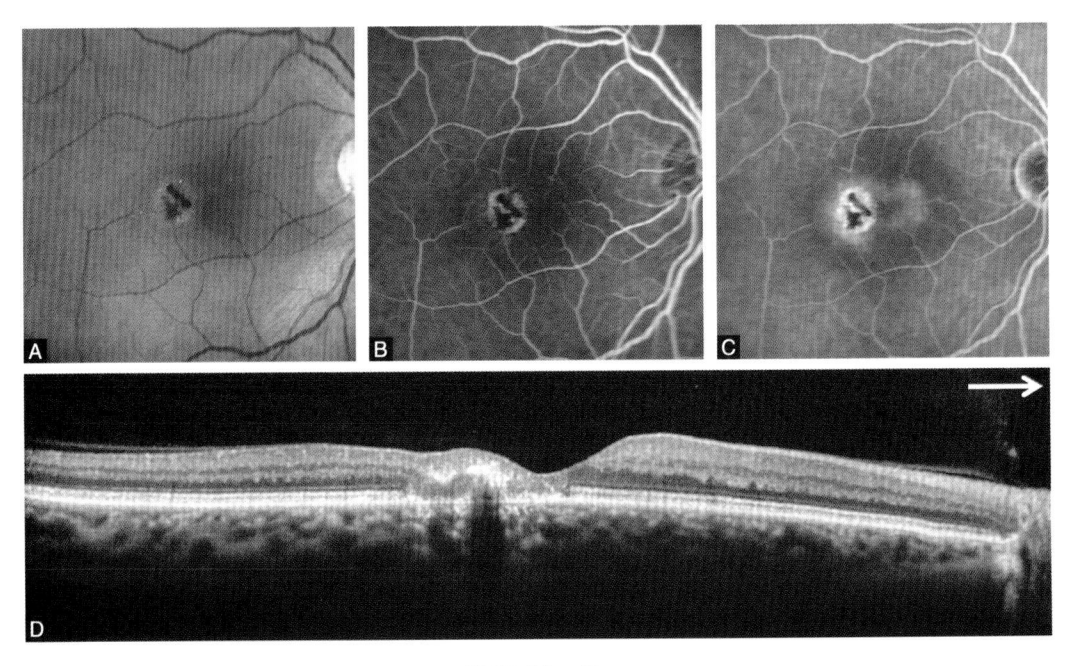

图 10.5A ~ D

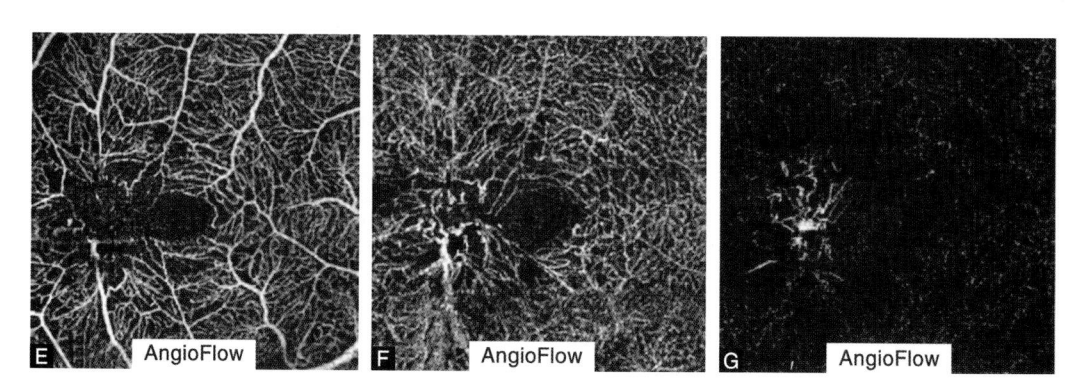

图 10.5E ~ G

图 10.5A ~ 图 10.5G 一位 49 岁女性患有增生性 2 型黄斑毛细血管扩张的多模态视网膜图像。(A)彩色眼底图显示微血管异常,结晶样沉着和深染的色素(B)FA 早期可见近黄斑区高荧光(C)FA 晚期可见荧光增强和渗漏(D)横横截面 SD-OCT 可见视网膜变薄,视网膜内高反射和外层视网膜的改变(E)OCTA 显示中心凹无血管区扩大和扩张的异常毛细血管,如在浅层血管层可见呈直角的视网膜血管和微血管瘤(F)及多发微血管异常如血管结纹理疏伴随血管间隙扩大以及深层血管丛中心凹周围区域的血管吻合(G)注意到 CNV 表现为高血流的新生血管侵入至外层视网膜

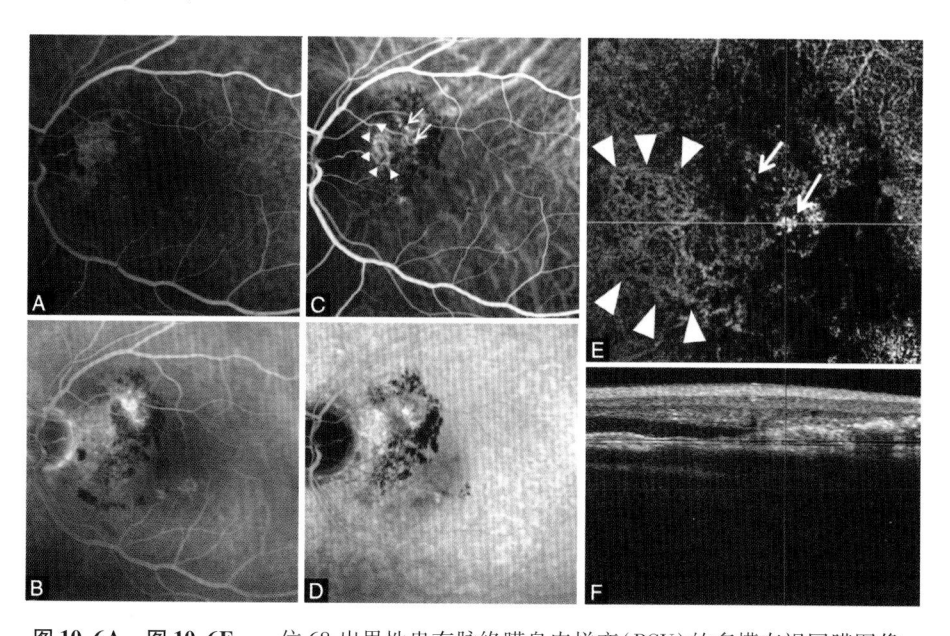

图 10.6A ~ 图 10.6F 一位 68 岁男性患有脉络膜息肉样变(PCV)的多模态视网膜图像。(A)FA 早期可见因出血和渗出所致的低荧光,以及视乳头周围区域高荧光(B)FA 晚期可见造影剂蓄积和渗漏(C)ICGA 显示视乳头周围分支血管网(三角箭头所指处)以及早期息肉(白色箭头所示)所致的多发性高荧光点(D)ICGA 晚期显示息肉样病灶冲刷现象(D)OCT 血管成像可见分支血管网细节(三角箭头所示)以及多发息肉样病灶(白色箭头所示)(E)B 扫描在脉络膜毛细血管水平可见视网膜下积液,渗出及位于色素上皮脱离下的息肉(F)

视网膜血管瘤样增生[8]（图 10.7A ~ 图
10.7D）。早期诊断对疾病的初始、阻止疾病
进展及导致的不可逆视力损害的最佳化治疗
非常关键。

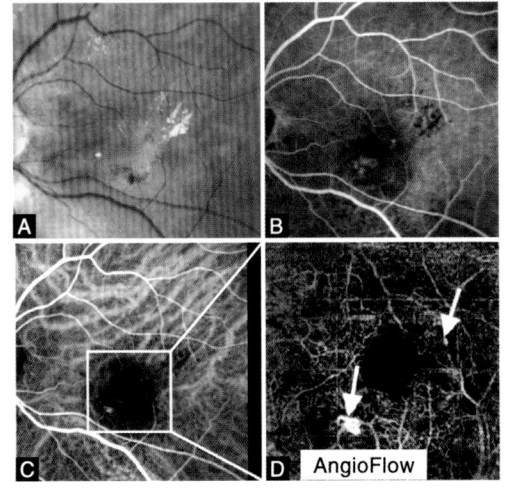

图 10.7A ~ 图 10.7D　一位 78 岁女性患有两个
视网膜瘤样增生（RAP）的多模态视网膜图像。
（A）彩色图片显示出血和脂质渗出（B）FA 早期
（C）ICGA 3mm×3mm 方形分隔区（D）OCTA
3mm×3mm 区域对应（C）中的方格区域显示一
个圆形 RAP 病灶（白色箭头所示）。一个滋养
动脉和一引流静脉，两者在 ICGA 和 OCT-A 图像
中均可见

　　荧光素血管造影（FA），吲哚菁绿造影
（ICGA）和 OCT 是诊断和选择治疗新生血管
的基本工具。OCT 血管成像是一种新型的不
用造影剂的视网膜、脉络膜微血管系统的成
像方法，目前已被用于临床实践中[9]。

　　本章，我们突出多模态的方法来诊断与
AMD 无关的其他类型 CNV，重点强调 OCT
血管成像（OCT angiography，OCTA）上的发

现，特别是那些在其他普通金标准视网膜成
像方法没有发现的特征。

参考文献

1. Klein R, Klein BE, Linton KL. Prevalence of age-related maculopathy. The Beaver Dam Eye Study. Ophthalmology. 1992;99:933-43.

2. Wong TY, Ohno-Matsui K, Leveziel N, Holz FG, Lai TY, Gon Yu H, et al. Myopic choroidal neovascularisation: current concepts and update on clinical management. Br J Ophthalmol; 2014. pp.1-8.

3. Barteselli G, Dell'Arti L, Finger RP, Charbel Issa P, Marcon A, Vezzola D, et al. The Spectrum of Ocular Alterations in Patients with b-Thalassemia Syndromes Suggests a Pathology Similar to Pseudoxanthoma Elasticum. Ophthalmology. 2014;121:709-18.

4. Querques G, Regenbogen M, Quijano C, Delphin N, Soubrane G, Souied EH. High-definition optical coherence tomography features in vitelliform macular dystrophy. Am J Ophthalmol. 2008;146:501-7.

5. Quaranta-El Maftouhi M, El Maftouhi A, Eandi CM. Chronic Central Serous Chorioretinopathy Imaged by Optical Coherence Tomographic Angiography. Am J Ophthalmol. 2015;160:581-7.

6. Gass JD, Oyakawa RT. Idiopathic juxtafoveal retinal telangiectasis. Arch Ophthalmol. 1982; 100:769-80.

7. Yannuzzi LA, Sorenson J, Spaide RF, Lipson B. Idiopathic polypoidal choroidal vasculopathy (IPCV). Retina. 1990;10:1-8.

8. Freund KB, Ho IV, Barbazetto IA, Koizumi H, Laud K, Ferrara D, et al. Type 3 neovascularization: the expanded spectrum of retinal angiomatous proliferation. Retina. 2008;28:201-11.

9. Carpineto P, Mastropasqua R, Marchini G, Toto L, Di Nicola M, Di Antonio L. Reproducibility and repeatability of foveal avascular zone measurements in healthy subjects by optical coherence tomography angiography. Br J Ophthalmol; 2015.pp.1-9. doi:10.1136/bjophthalmol 2015;307-30.

11

OCT 血管成像中视网膜下纤维化的特征

Eric Souied,Alexandra Miere,Oudy Semoun,
Eliana Costanzo,Salomon Yves Cohen

视网膜下纤维化是复杂的组织修复机制的结果[1],既可出现于自然愈合过程也可出现于抗血管上皮生长因子治疗过程中[2]。最近的动物模型研究中已证明[3~6],在其发展过程中起关键作用的是结缔组织生长因子(CTGF),血小板激活因子(PAF),血小板激活因子受体(PAF-R),以及富含巨噬细胞的腹腔渗出液细胞(PEC)。伴随抗血管上皮生长因子治疗的出现及其广泛应用于治疗渗出性年龄性黄斑病变(exudative age-related macular degeneration,eAMD),将有由于治疗脉络膜新生血管(CNV)而引发黄斑萎缩和(或)视网膜下纤维化的可能性,这两种情况均可造成视力低下[7,8]。

视网膜下纤维化的特征是边界清晰、后极部检查时可见丘样隆起的淡黄色组织。荧光素血管造影(FA)晚期会显示为染料着染。在频域OCT(SD-OCT)是通过出现密集、厚的视网膜下高反射病灶,伴随可能相邻的视网膜色素上皮(RPE)和椭圆体带的丢失来识别纤维化。

OCT血管成像(OCT angiography,OCTA)是一种可进行深度剖析图像的技术[9,10],其设计用于分析视网膜和脉络膜血管,同样也对纤维化瘢痕提供细节分析。OCTA显示的视网膜下纤维化图像常呈现血管网灌注情况,并且显示外层视网膜和脉络膜毛细血管层附加的结构改变。然而,其检查会在一些情况下无法判读,如视力非常差,无法固视及配合不佳的患者。

纤维化瘢痕中可能观察到三种形态的新生血管网:枯树枝状、缠绕网状、和(或)血管袢。枯树枝状(图11.1A ~ 图11.1D):被描述为一种新生血管网包含重要血管呈现不规则血流并且在与纤维瘢痕相应的节段处缺少细小的毛细血管。缠绕网状(图11.2A ~ 图11.2D)其特点为OCTA纤维化瘢痕分层中可见不正常的高血流,交错的血管网。另外一种高血流形式是血管袢(图11.3A ~ 图11.3D),OCTA表现为复杂的网状结构。这些视网膜下纤维化的特征经常与两种主要的表型有关:枯树枝型和开花树型(包括缠绕网状和血管袢)。与枯树枝状相对应的是由血管主干构成,具有不规则血流血的网状结构;开花树表型为曲线型(例如:缠绕型和血管袢)其与包含大量血管吻合、具临近血管化的高血流网状结构相关(表11.1)。OCTA分析也包括分辨暗色病灶:大片深黑色区域和(或)暗光晕。深黑色区域代表纤维瘢痕所致的遮蔽效应,而暗光晕对应的是

表11.1 脉络膜新生血管纤维化的形态学

枯树枝型
开花树型
- 缠绕网状结构
- 血管袢
总是出现暗光晕

新生血管网周围环绕一圈模糊的环形结构（图 11.4A ~ 图 11.4E）。

OCTA 显示新生血管性 AMD 患眼发生视网膜下纤维化的特点着重揭示了与纤维瘢痕有关的、其特有异常的血管网。迄今为止这些特点无法单独在 FA 或 SD-OCT 上判定。在 OCTA 上尝试从临床和病理生理学观点上定性分类这些血管网是十分有趣的。

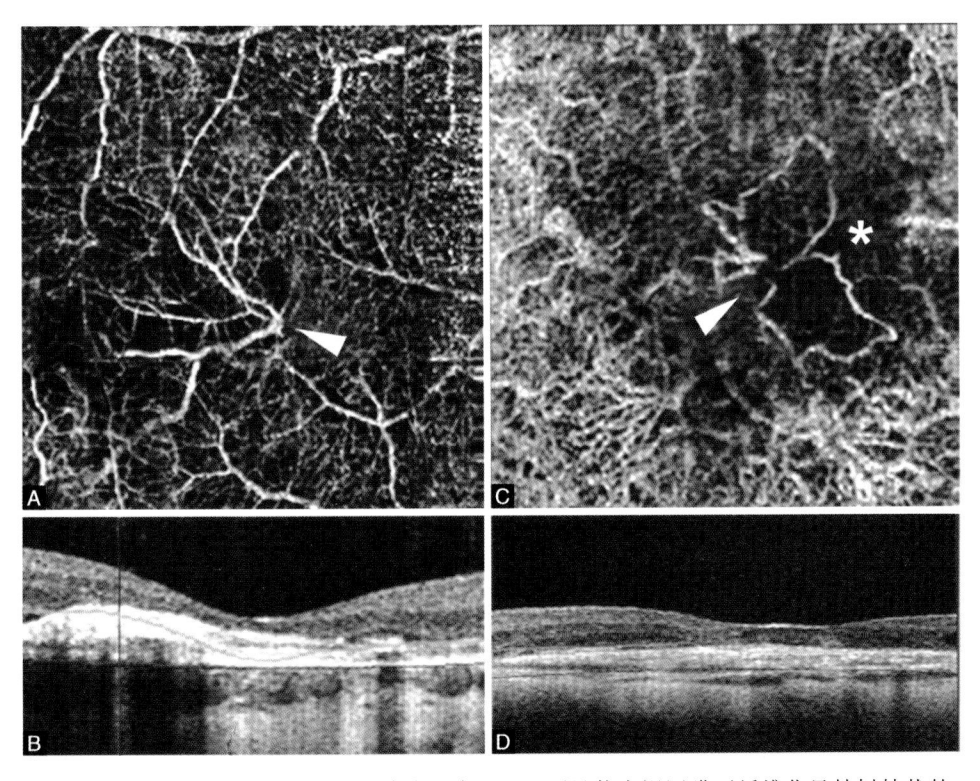

图 11.1A ~ 图 11.1D 年龄性黄斑病变患者 OCTA 可见伴有视网膜下纤维化呈枯树枝状的新生血管并可见深黑色区域。OCTA 图像 A 和 C 描绘的是血管网，其包含高信号、不规则血流及缺少细小毛细血管的重要血管（箭头所示）。注意由于纤维化瘢痕造成的遮蔽效应（C）我们将其外观表现称之为深黑色区（星号所示）。OCTA 图像（A 和 C）与之相应的 B 扫描（B 和 D）显示为黄斑中心凹下高反射的纤维瘢痕

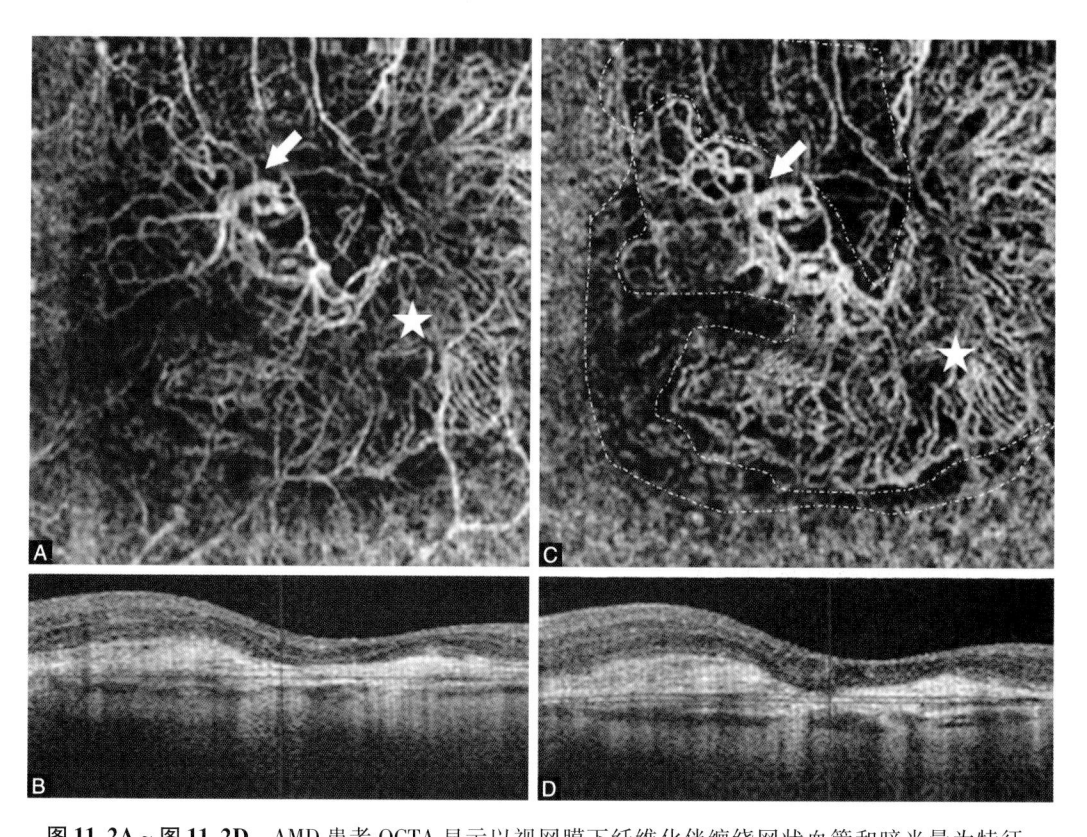

图 11.2A ~ 图 11.2D AMD 患者 OCTA 显示以视网膜下纤维化伴缠绕网状血管和暗光晕为特征。外层视网膜层面和脉络膜毛细血管层面 OCTA 图像（A 和 C）和相应的 B 扫描图（B 和 D）。缠绕的新生血管网（白星所示）表现为高血流结构，包含细小新发分支和许多扩展至周围血管的附属分支。可见血管袢（箭头所示），沿着与低灌注区相对应、环形的暗环（虚线所示）走行，该暗环围绕在脉络膜新生血管周围（绿线所示）

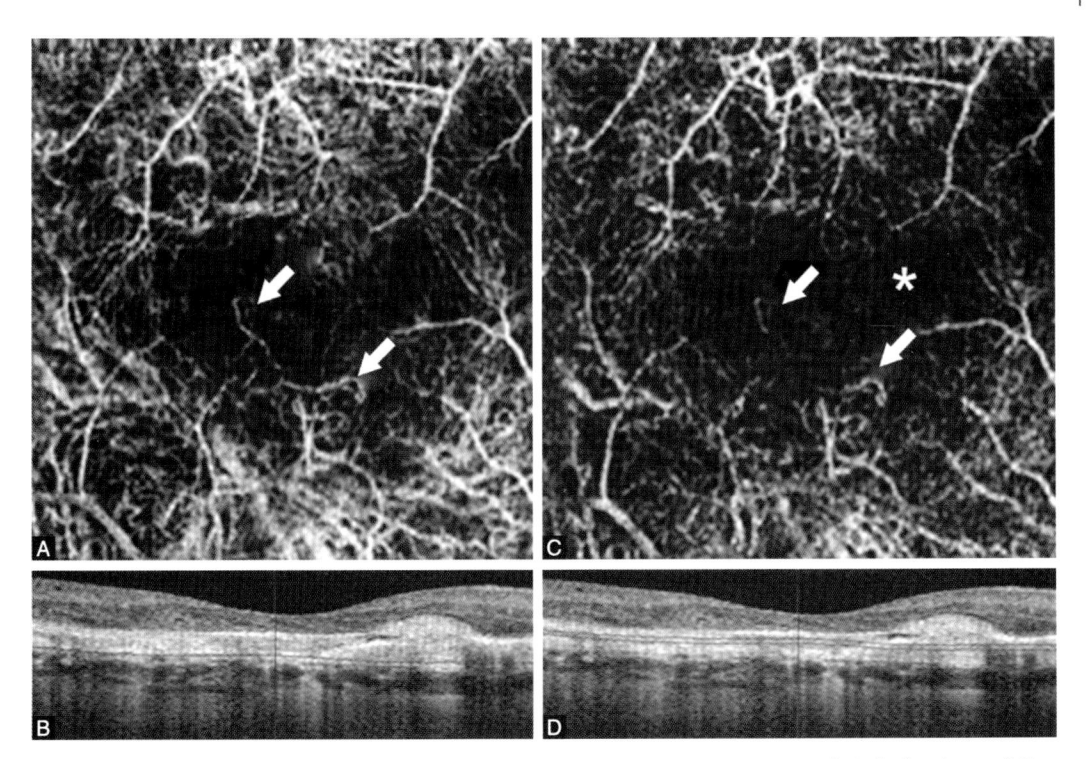

图 11.3A ~ 图 11.3D　OCT 血管成像血管襻和深黑色区域特征。(A)OCT 血管成像外层视网膜分层图片(B)以及相应的 B 扫描图(C)可见两个中等信号血流及小的血管襻(箭头所示)。脉络膜毛细血管层面的 OCTA 图像(C)以及相应的 B 扫描图(D)显示两个血管襻(箭头所示)以及一个黑色的、均匀的深黑色暗区(星号所示)

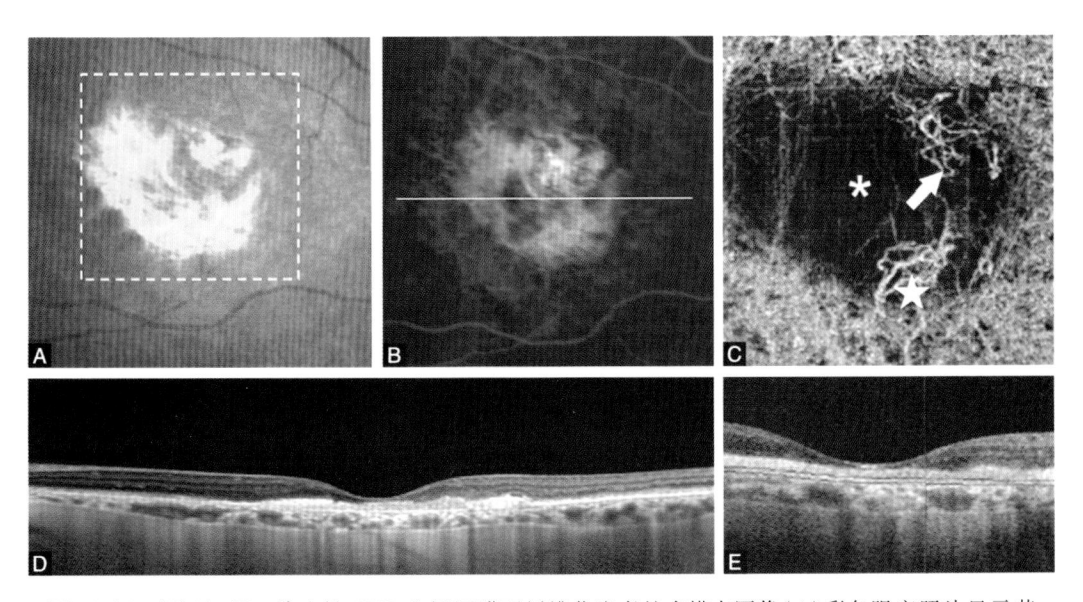

图 11.4A ~ 图 11.4E　渗出性 AMD 和视网膜下纤维化患者的多模态图像(A)彩色眼底照片显示黄斑区边界清晰、丘样隆起的黄色组织。白色虚线方框对应的是 OCTA 扫描窗;(B)荧光素血管造影晚期图像显示病灶的着染以及不显著的新生血管。(B)图上的白线对应的是(D)图的 B 扫描;(C)OCTA图在脉络膜毛细血管层面的纤维瘢痕,对应(E)图的 B 扫描显示两个高血流、偏心的病灶具有不同的形态:血管襻(箭头所示)和缠绕血管网(白星所示)。注意由于瘢痕所造成的遮蔽效应:深黑色暗区(星号所示)

参考文献

1. Kumar V, Abbas AK, Nelson F. Robbins and Cotran pathologic basis of disease, 9th edn. Philadelphia: Elsevier Saunders; 2014.

2. Hwang JC, Del Priore LV, Freund KB, et al. Development of subretinal fibrosis after anti-VEGF treatment in neovascular age-related macular degeneration. Ophthalmic Surg Lasers Imaging. 2011;42:6-11.

3. Moussad EE, Brigstock DR. Connective tissue growth factor. What's in a name? Mol. Genet. Metab. 2000;71:276-92.

4. Zhang H, Yang Y, Takeda A, et al. A novel platelet-activating factor receptor antagonist inhibits choroidal neovascularization and subretinal fibrosis. PLoS One. 2013;27:8:e68173.

5. Jo YJ, Sonoda KH, Oshima Y, et al. Establishment of a new animal model of focal subretinal fibrosis that resembles disciform lesion in advanced age-related macular degeneration. Invest Ophthalmol Vis Sci. 2011;52:6089-95.

6. Cui W, Zhang H, Liu ZL. Interleukin-6 receptor blockade suppresses subretinal fibrosis in a mouse model. Int J Ophthalmol. 2014;7:194-7.

7. Bloch SB, Lund-Andersen H, Sander B, Larsen M. Subfoveal fibrosis in eyes with neovascular age-related macular degeneration treated with intravitreal ranibizumab. Am J Ophthalmol. 2013;156:116-24.

8. Channa R, Sophie R, Bagheri S, et al. Regression of choroidal neovascularization results in macular atrophy in anti-vascular endothelial growth factor-treated eyes. Am J Ophthalmol 2015;159: 9-19.

9. Jia Y1, Tan O, Tokayer J, et al. Split-spectrum amplitude-decorrelation angiography with optical coherence tomography. Opt Express. 2012;20:4710-25.

10. Jia Y1, Bailey ST, Wilson DJ, et al. Quantitative optical coherence tomography angiography of choroidal neovascularization in age-related macular degeneration. Ophthalmology 2014; 121:1435-44.

12

治疗后血流时间评估

Bruno Lumbroso, Marco Rispoli

OCT 血管成像观察新生血管可以不被荧光素渗漏影响,并且更易于理解及随访治疗后新生血管的变化。

治疗后的早期改变

注射后24小时:新生血管明显退化

抗 VEGF 治疗新生血管膜的病例中,注射后 24 小时血管网呈变小和突然减少的表现。血管袢数量减少,更为重要的是治疗后血管网的部分血流改变,表现为碎片样外观,其外观破坏并且很难追踪到血流路径。细小分支消失,只有直接来源于一条或一束滋养血管的大血管存留。二级分支和大多数血管袢在球内注射后均立即消失。目前尚不清楚是否是由于血流减慢而无法见到毛细血管,或由于血管搏动使血液循环消失,亦或由于受累的毛细血管临时闭塞所致。滋养血管主干和大量的中央分支血管仍然可见。

注射后7~15天:新生血管持续退行

毛细血管持续减少直到第 10 ~ 15 天。实际上,注射后 2 ~ 3 天随访可见毛细血管继续减少并明显消失,并且这一减少过程以一个更慢的节奏持续进行(**图 12.1 ~ 图 12.3**)。

注射后20~25天:新生血管逐渐再次出现

到了 20 天,一些大的血管逐渐继续出现。只有少量分支复发后看起来比治疗前更

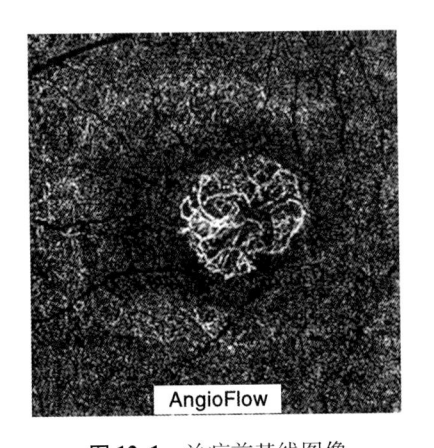

图 12.1 治疗前基线图像

粗伴有更高血流。

不清楚这是否是由于血流加速使毛细血管可见或所涉及的毛细血管有效的再开放所致。小毛细血管的密度和血管袢在此阶段还是很少的。再次出现的血管较少弯曲,并且显著的变直和变粗。

注射后3~4周:大的新生血管逐渐再次显现

3 ~ 4 周后,主要血管再次出现,主要是跟随原始血管进展变粗,更少弯曲并且血流更快。增加的血流改变了血管壁并且导致组织学改变,尤其是血管动脉化。

治疗后新生血管再次出现一般较新发血管更宽、更粗。其血流增加且看起来动脉化,但整体来看,其面积缩小。一些相关血管已经消失,特别是那些最近消失的血管。其他则是新的分支或原有的细小分支直径增加,血管弯曲变得更少及形态更加明显。Spaide

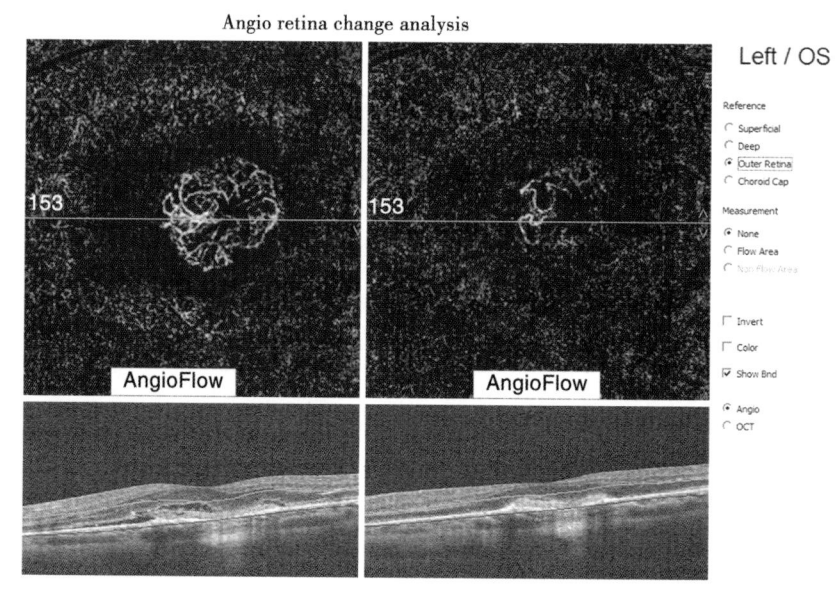

图 12.2 注射后 24 小时:新生血管退行。新生血管网表现为变小和突然减少。血管袢数量减少且变小,并且血流的变化表现碎片样及中断外观。小的分支消失,只有直接来源于一条或一束滋养血管的大血管存留。二级分支更为少见

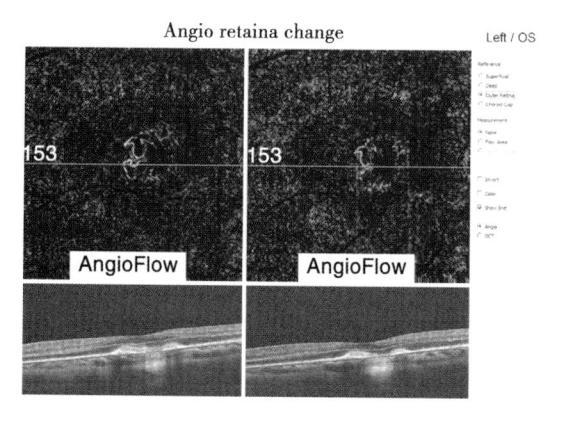

图 12.3 注射后 7~15 天:新生血管持续退行。毛细血管密度持续减少直到 10~15 天。毛细血管持续减少并消失

把它们比作盆栽树,反复修剪和减少小分支会导致主干增大。

注射后 40~50 天:新生血管再次出现

初次复发,新生血管膜面积较小且外观表现各异,有的具有较少的小分支,较少量的血管袢及出现较少量、较粗、较平直血管的血管网。

接下来的治疗导致血流进一步增加,管径增粗血管化增加。新生血管膜表面总体来说较小且与初发血管膜相比表现不同,其分支更少、血管袢更少、可形成血管增粗、平直的较低密度血管网(**图 12.4~图 12.6**)。

多次药物注射后多年来的长期变化估

Spaide 描述了治疗后随访相当长时间的新生血管和纤维瘢痕的变化(大于等于 50 次注射抗新生血管生长因子药物)。有灌注的新生血管网持续存在,由动脉化血管形成,更少弯曲且更僵硬。纤维瘢痕内部可见一些大血管伴随不规则血流;细小的毛细血管和小血管袢无法见到,而管径大以及高血流的血管可见。Spaide 比较了这些变化并提出了盆景树的观点,即反复修剪小分支会导致主干增大。

纤维化瘢痕的长期变化

Spaide 描述纤维瘢痕包含剩余的血管网(见第 11 章)(**图 12.7 和图 12.8**)OCT 图像

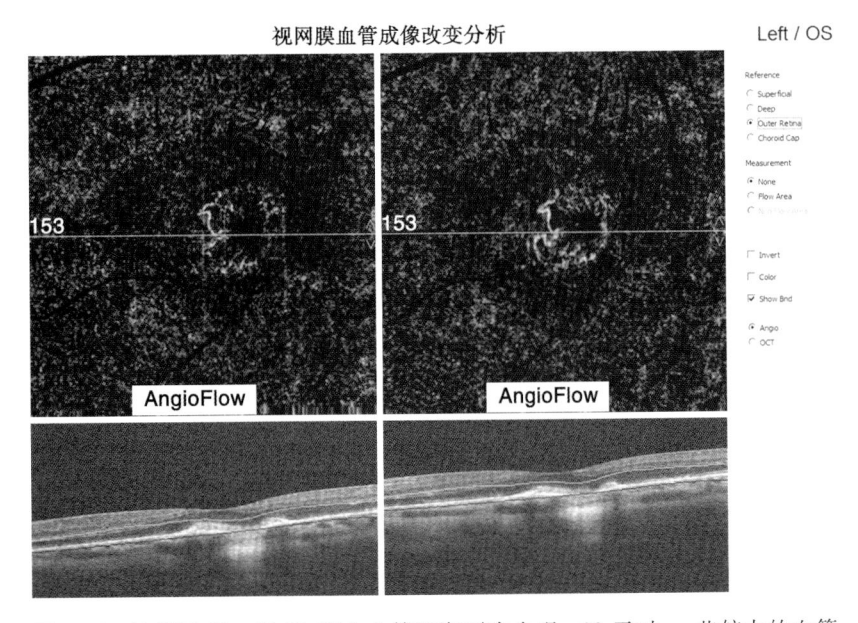

图 12.4　注射后 20 ~ 25 天:新生血管逐渐再次出现。20 天时,一些较大的血管逐渐再次出现。只有少量分支再次出现,并且它们较治疗前血管更粗、血流更高。再次出现的血管较少弯曲,且更直、更粗

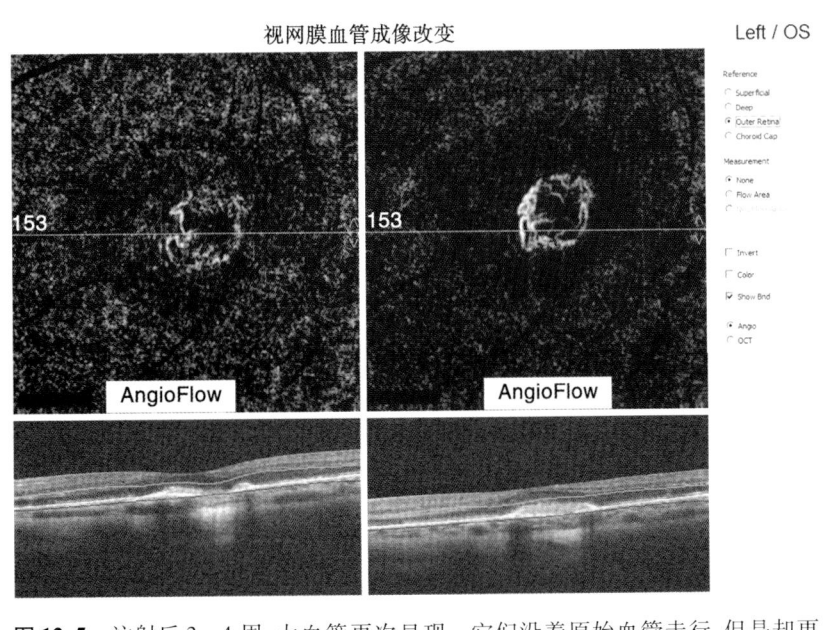

图 12.5　注射后 3 ~ 4 周:大血管再次显现。它们沿着原始血管走行,但是却更粗、更直、血流更高。增加的血流和血管壁反射导致血管动脉化。再次形成的新生血管,较初始血管更宽、更粗。其显示血流增加,表现为动脉化,但总体来说表面积缩小。一些看起来与已经消失,特别是最近消失的血管相关。新的血管分支或原有细小分支的血管管径增加;其更少弯曲、更直、且更显而易见。Spaide 把它们比作盆栽树,反复修剪和减少小分支会导致主干增大

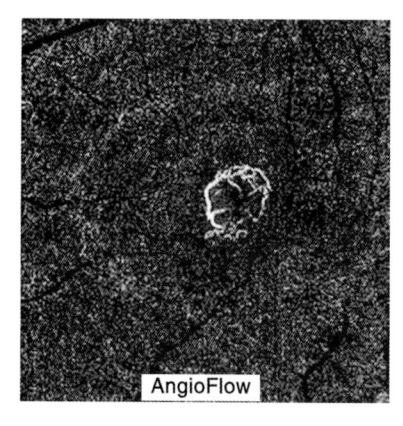

图 12.6 脉络膜新生血管（CNV）显示增加的血流，表现为动脉化伴随表面积减小。大多数分支管径增加，更少弯曲、更直且更明显

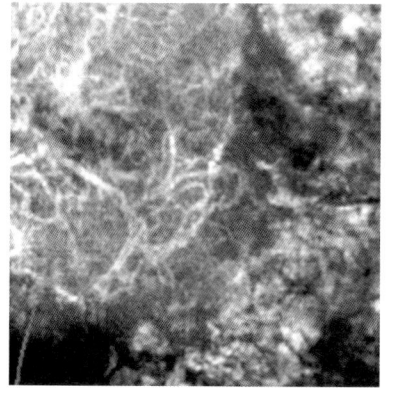

图 12.7 纤维瘢痕内的残留血管：可见一些大血管伴有不规则血流；细小毛细血管或小的血管袢不可见，而管径大的以及高血流的血管可见

突显示视网膜下纤维化有灌注的新生血管网。据 Spaide 所说，纤维化瘢痕内可见三种新生血管形式，他称作枯树枝型，缠绕网状型和血管袢型。剩余新生血管形成大的，不规则血流的，其大体上没有毛细血管结构而只有大血管的形态。在一些其他情况下，高血

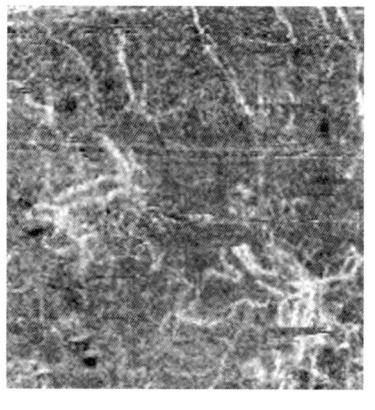

图 12.8 纤维瘢痕内残留血管：不规则血流的大血管。Spaide 比较了这些进展并提出了盆景树的观点，即反复修剪小分支会导致主干增大

流血管表现为网状结构伴有缠绕的新生血管的血管袢。

　　OCT 血管成像使评估位于新生血管网下或周围的圆形暗影结构成为可能。

参考资料

1. Kuehlewein L, Sadda SR, Sarraf D. OCT angiography and sequential quantitative analysis of type 2 neovascularization after ranibizumab therapy. Eye (Lond). 2015;29(7):932-5.
2. Lumbroso B, Rispoli M, Savastano MC. Longitudinal optical coherence tomography-angiography study of type 2 naive choroidal neovascularization early response after treatment. Retina. 2015;35(11):2242-51.
3. Pechauer AD, Jia Y, Liu L, Gao SS, Jiang C, Huang D. Optical coherence tomography angiography of peripapillary retinal blood flow response to hyperoxia. Invest Ophthalmol Vis Sci. 2015;56(5):3287-91.
4. Spaide RF. Optical coherence tomography angiography signs of vascular abnormalization with antiangiogenic therapy for choroidal neovascularization. Am J Ophthalmol. 2015;160(1):6-16.

13

视神经和青光眼

Michel Puech

应用 OCT 血管成像（OCT angiography，OCTA）可很好的描述黄斑疾病。OCTA 基于不同分层可以为诊断和随访年龄性黄斑病变提供非常有用的信息。目前 OCTA 的新进展让这一技术可以用于分析视神经乳头和视乳头周围区域的血管。

目前实践表明，应用 RTVue-XR Avanti（Optovue，Fremont，CA，USA）以及 SSADA 软件可以观察到视乳头表层非常致密的血管网。该血管网在荧光素血管造影（FA）中无法清晰观察。OCTA 分层可以选择非常表浅的图像，并应用 en face OCT 聚焦于视乳头周围区域。精确的 OCTA 系统可以在非常小的血管内发现非常少的血流信号。OCTA 经常可以分辨非常致密的表层血管网，可能混有神经纤维。这一表层血管网似乎在青光眼患者会减少。

在 OCTA 其他图像程序［视网膜神经纤维层（retinal nerve fiber layer，RNFL）、神经节细胞复合体（ganglion cell complex，GCC）］和视野上相关的血管网密度可以可靠地分辨青光眼所处阶段。

围绕视盘的 OCTA

OCTA 可以显示这一浅层血管网的密度变化。可以轻易地鉴别局部或非常大的血管密度降低，这些降低区域表现为暗区。并且，在一些患者中，血管网密度降低蔓延到整个视神经乳头（ONH）周围。在青光眼患者中常见这些血管的减少，我们分析经由眼科医生转诊来的患者，借由青光眼图像（视野、RNFL 和 GCC）分析。基于我们的分析，OCTA 可以区分三组患者。

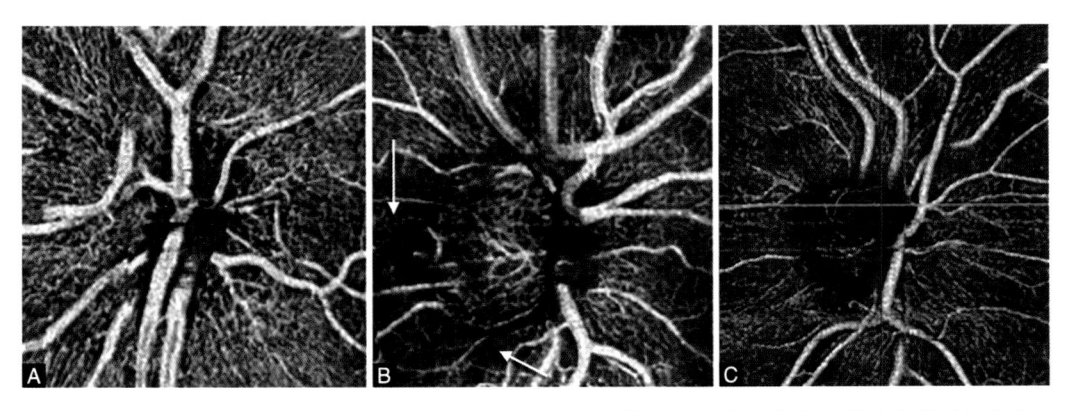

图 13.1A ~ 图 13.1C　OCTA 分析视盘周围浅层视网膜血管网：（A）在没有青光眼的患者可见非常致密的浅层血管网；（B）颞侧象限（箭头所示）可见浅层血管网局部减少表现为暗区；（C）进展期青光眼患者盘周广泛分布暗区

组1:视乳头周围血管网非常致密且没有血管网减少。这些患者几乎没有 RNFL 和 GCC 的减少,视野正常(图 13.1A)。

组2:视乳头周围局部血管网减少,伴有非常小区域或较大区域的 RNFL 和 GCC 以及视野的缺损(图 13.1B)。

组3:累及所有象限的广泛血管网减少(图 13.1C)。

OCTA 上的发现与青光眼的相关性是通过观察 RNFL 和 GCC 以及视野的改变实现的。多数情况下组1患者没有 RNFL、GCC 以及视野的缺损。组2患者 RNFL、GCC 以及视野缺失与视神经周围局部血管网减少有关(图 13.2)。组3患者视神经周围所有象限的血管网大量减少,其与累计 RNFL 和 GCC 以及视野的严重青光眼疾病相符合(图 13.3)。

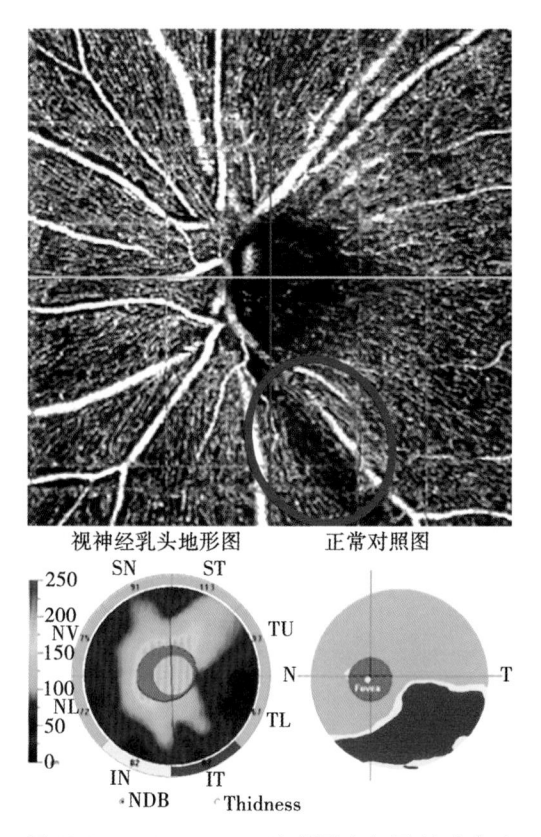

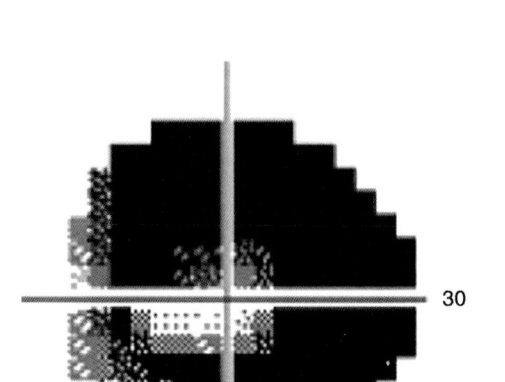

图 13.2　en face OCTA 地形图中红圈所示暗区部位与 RNFL 和 GCC 变化位置对应

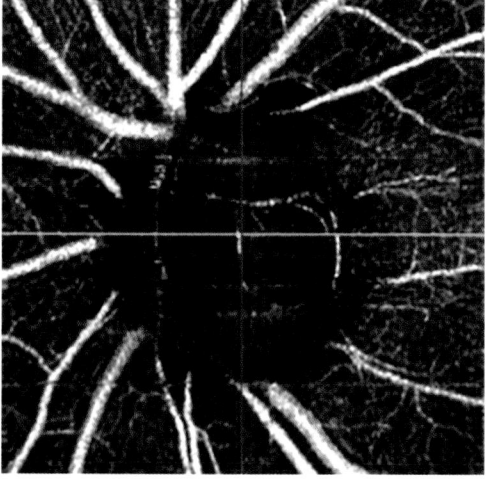

图 13.3　伴有视野大量缺损的进展期青光眼,OCTA 分析整个视盘周围血管网密度降低

视盘内部血管

应用 RTVue-XR Avanti(Optovue,Inc)的 OCTA 可以显示视神经乳头内部的血管网以及其下的筛板。其血管网的改变与视神经周围浅层血管网表现类似:表现为低血流和直径非常小的血管。在可见的 en face OCTA 上,由于视乳头解剖结构的关系,视乳头血管网和视盘周围浅层血管网不在同一层面上。我们以含有视盘玻璃膜疣的一些病例为例,揭示了两层血管网的连续性(图 13.4)。我们猜想视神经乳头周围和内部的血管网有负责滋养视神经纤维的作用。

在进展期青光眼,血管网减少在视盘内部和周围是类似的(图 13.5A 和图 13.5B)。这些病例的图像为神经乳头内部血管网提供了客观的评价。但是,由于大的视网膜血管会产生伪影,在此情况下定量分析指标精确度受到一定限制。

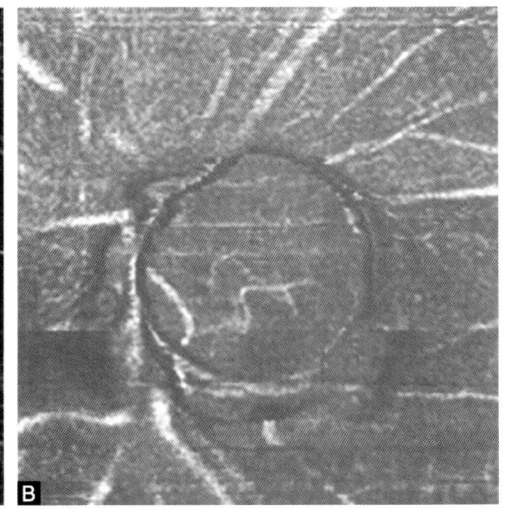

图 13.4 OCTA 显示视神经乳头玻璃膜疣可见连续的表层网状结构围绕并进入视盘内

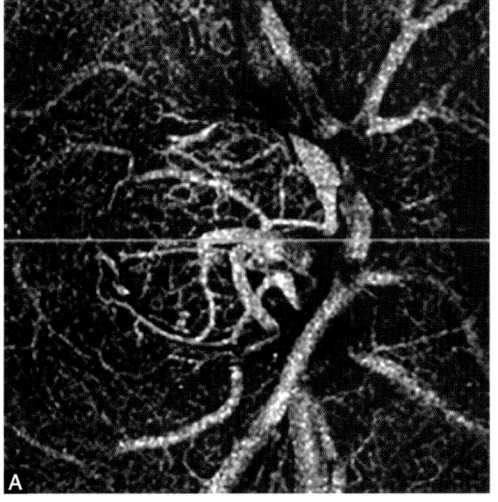

图 13.5A 和图 13.5B OCTA 分析视盘内浅层血管层:(A)没有青光眼患者 OCTA 显示浅层血管网非常致密;(B)进展期青光眼表现为非常暗的视盘

总结

OCTA 对黄斑部成像和年龄性黄斑病变是一种革命性的技术。OCTA 是一种评估视神经乳头浅层血管网图像非常精确的工具。青光眼疾病与浅层血管减少的相关性被青光眼其他检测所证实(RN-FL、GCC、视野)。尽管视神经乳头图像

与青光眼相关性很好,大血管伪影限制了血管网分析的系统应用。需要更新的 OCTA 定量方法,应用于常规青光眼患者的随访。

参考资料

1. Baumann B, Potsaid B, Kraus MF, et al. Total retinal blood flow measurement with ultrahigh speed swept source/Fourier domain OCT. Biomed Opt Express. 2011;2(6):1539-52.

2. Huang D, Chopra V, Lu AT, et al. Advanced Imaging for Glaucoma Study-AIGS Group. Does optic nerve head size variation affect circumpapillary retinal nerve fiber layer thickness measurement by optical coherence tomography? Invest Ophthalmol Vis Sci. 2012;53(8):4990-7.

3. Huang D, Puech M, Jia Y, et al. OCT Angiography and Glaucoma, Clinical OCT-Angiography Atlas, Bruno Lumbroso, 2014, Jaypee, Ch 28.

4. Hwang JC, Konduru R, Zhang X, et al. Relationship among visual field, blood flow, and neural structure measurements in glaucoma. Invest Ophthalmol Vis Sci. 2012;53(6):3020-6.

5. Jia Y, Morrison JC, Tokayer J, et al. Quantitative OCT angiography of optic nerve head blood flow. Biomed Opt Express. 2012;3(12):3127-37.

6. Jia Y, Tan O, Tokayer J, et al. Split-spectrum amplitude-decorrelation angiography with optical coherence tomography. Opt Express. 2012;20(4):4710-25.

7. Jia Y, Wei E, Wang X, et al. Optical coherence tomography angiography of optic disc perfusion in glaucoma. Ophthalmology. 2014;121(7):1322-32.

8. Lumbroso B, Huang D, Jia Y, Fujimoto, et al. Optical coherence tomography angiography: New clinical terminology. Clinical guide to Angio-OCT. JAYPEE; 2014. pp. 5-7.

9. Pechauer AD, Jia Y, Liu L, et al. Optical Coherence Tomography Angiography of Peripapillary Retinal Blood Flow Response to Hyperoxia. Invest Ophthalmol Vis Sci. 2015;56(5):3287-91.

10. Sehi M, Goharian I, Konduru R, et al. Retinal blood flow in glaucomatous eyes with single-hemifield damage. Ophthalmology. 2014;121(3):750-8.

11. Tokayer J, Jia Y, Dhalla AH, et al. Blood flow velocity quantification using split-spectrum amplitude-decorrelation angiography with optical cohérence tomography. Biomed Opt Express. 2013;4(10):1909-24.

12. Wang X, Jia Y, Spain R, et al. Optical coherence tomography angiography of optic nerve head and parafovea in multiple sclerosis. Br J Ophthalmol. 2014;98(10):1368-73.

14 荧光素血管造影和 OCT 血管成像的比较

Bruno Lumbroso, Marco Rispoli

目前在临床实践中已经常规应用 OCT 血管成像(OCT angiography, OCTA)并迅速普及,要求其特点和临床应用、最重要的是它的实用性要与荧光素血管造影(fluorescein angiography, FA)进行对比分析。

比较荧光素血管造影和 OCTA,我们应用基于相干逻辑方法标准解读两种造影方法提供的数据,这不是一个简单或容易的过程。逻辑方法被分为两部分:分析就是进一步划分每个参数或图像,为它的组成元素;合成是合并统一这些独立的元素。这样可以得出非常实用的结论。

一般的观察可以概括如下:

OCTA 提供血液循环准确的结构。其可提供有关血管内形态、直到最小的毛细血管的分支血管、血管吻合、血管分流、毛细血管缺失以及其他细节的准确数据。

我们还可以准确测量和定量血流、毛细血管密度、毛细血管缺失以及其他定量的因素。然而 OCTA 不能提供一些 FA 能提供的信息。

荧光素血管造影可显示组织学未见的血管壁损伤和破坏。血管壁渗漏和着染是功能性损伤,在 OCTA 尚无法观察到。工程师和物理学家很快就会提供解决方案来定量目前似乎只能定性的血管壁改变。

荧光素血管造影

FA 几乎用于诊断和随访所有视网膜和视网膜下的疾病。它还有助于决定治疗以及评估疗效。

副作用

荧光素血管造影是一种侵入性的检查手段,会伴有不舒服的副作用例如:恶心、呕吐和晕厥。有时也会出现少见但严重的并发症如:一般过敏反应以及血管神经性水肿。严重的心脏和心血管并发症极其罕见,但不幸的是有百万分之一的过敏性休克病例。尽管有这些缺点,有时可能会相当严重,FA 仍是目前研究所有视网膜血管异常的金标准。

应用荧光素的血管造影可提供二维图像,因此血管似乎相互覆盖和叠加,在各种 FA 图像之间累加和干扰。对于传统的荧光素血管造影另外的一个特征是动态检查,因此会相继出现早期、中期和晚期图像。因此,这项研究有一个明确的开始和结束时间。

反复进行侵入性的检查,并无发被医师和患者所接收。通常医生会对老年患者、心脏病患者和孕妇计划进行此项检查时会较慎重。OCTA 可以反复检查,因此能最低限度的减少如 FFA 这样侵入性的检查。这种非侵入性检查可以使患者和他们的眼科医生都安心,其可以反复检查而不用麻醉、护理和染料注射。

荧光素血管造影优点

荧光素血管造影的优点主要是显示染料渗漏,其蓄积在视网膜内和视网膜下间隙及

附着于血管壁。荧光素血管造影可以检查视网膜周边超过血管弓和涡静脉的范围（**图 14.1**）。

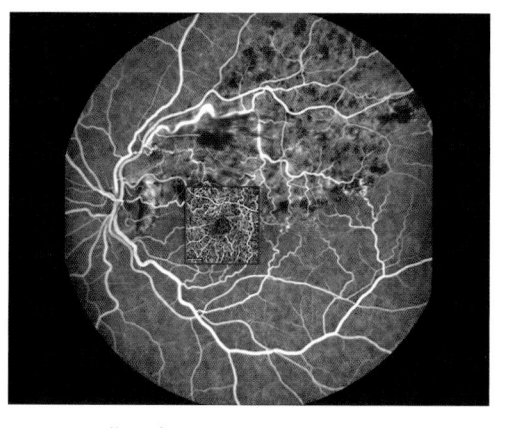

图 14.1 荧光素血管造影显示分支静脉阻塞显示，而 3mm×3mm OCTA 只占据后极部很小的部分。Optovue AngioVue 图像目前可以涵盖所有包括视盘的后极部

OCTA

OCTA 是一种三维的检查，图像从一个立方体中提取，一般来说，平行于 Bruch 膜或色素上皮。OCTA 也是一种静态的检查，这意味着图像不随着任何给定的时间而有差异。即使 OCTA 基于血液流动，视网膜的血流图像仍是静态的。到目前为止，OCTA 对超出血管弓以外的周边视网膜还不能检测，其研究区域不超过 8mm×8mm 的范围，未来其预计会扩展到 12mm×12mm。

OCTA 的优点

不同于荧光素血管造影，OCTA 的主要优点是它不受视网膜内和视网膜下染料渗漏或积存的影响，并且也没有血管壁的着染。OCTA 提供指定层次，清晰的血管形态图像而不受荧光素血管造影中的着染、积存、渗漏及窗样缺损的影响。OCTA 可以迅速评估细小血管的形态而不受染料如云状弥散的干扰（**图 14.2 ～ 图 14.4**）。

非侵入性方法

如果需要 OCTA 可以反复检查，即使是高龄患者、心脏病患者和孕妇。这一检查被患者和医生认可为非侵入性检查。

FA 中的高荧光和低荧光以及 OCTA 的血流信号

在此部分，我们比较高荧光和低荧光在 FA 和 OCTA 的表现。

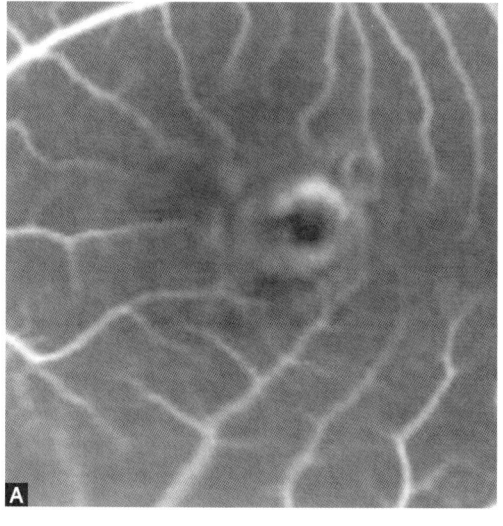

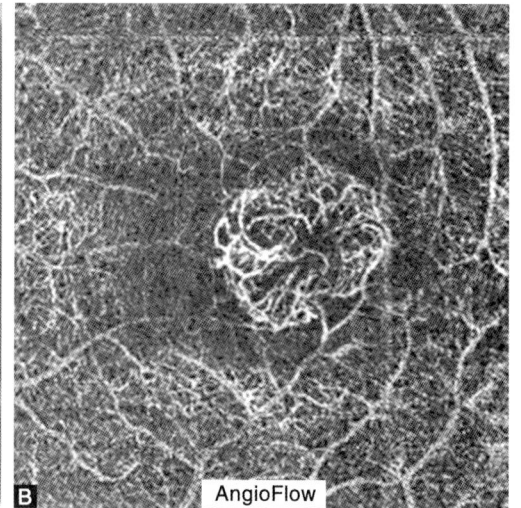

图 14.2A 和图 14.2B 脉络膜新生血管的荧光素血管造影和 OCTA 图像。应用 FA 时染料渗漏看不清脉络膜新生血管（CNV）特征。OCTA 可以清晰地看到小的毛细血管

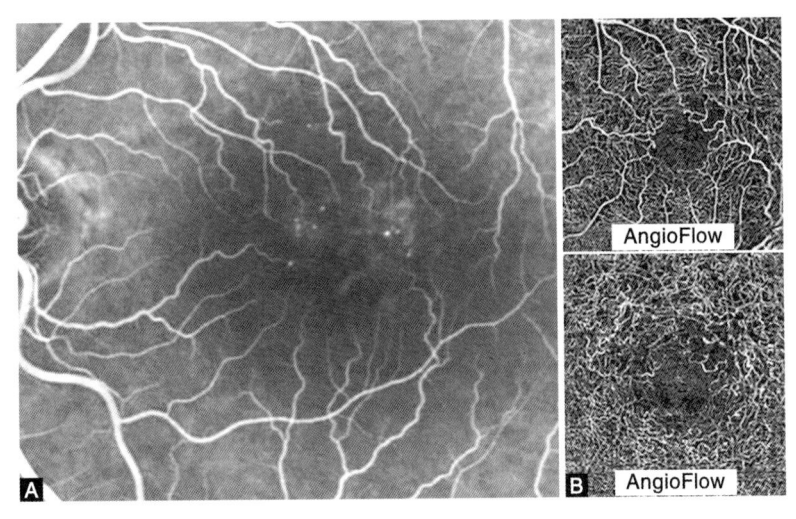

图 14.3A 和图 14.3B 非增值性糖尿病视网膜病变的荧光素血管造影和 OCTA 图像。应用 FA 时染料渗漏看不清视网膜特征。但可以突显微血管瘤,可见染料渗漏和着染。OCTA 可以在两层毛细血管网清晰的显示小毛细血管(浅层和深层)

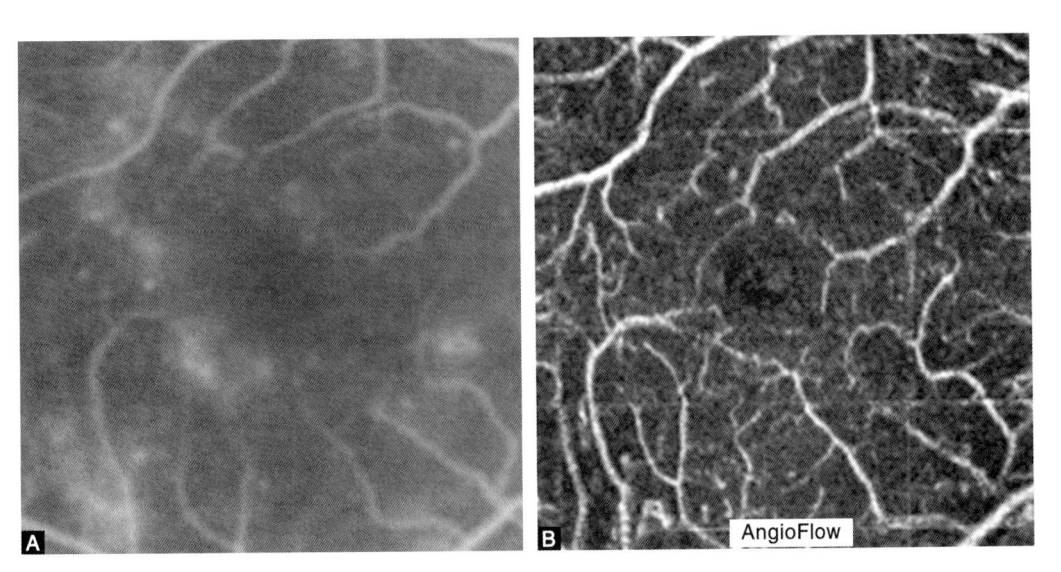

图 14.4A 和图 14.4B 非增值性糖尿病视网膜病变的荧光素血管造影和 OCTA 图像。FA 显示微血管瘤,染料渗漏和着染。OCTA 无法显示全部的微血管瘤但无血流区显示更好

荧光素血管造影的高荧光和 OCTA 的血流-血管信号

窗样缺损:FA 图像可见窗样缺损的高荧光,其由于色素上皮萎缩而导致深层脉络膜层透见所致。这种情况经常可能干扰观察前方的视网膜血管。

OCTA 可选择检视研究的层面,而不受其浅层和深层组织的影响。在脉络膜层面,OCTA 在具有正常色素上皮的情况下,以高分辨的图像呈现脉络膜毛细血管,而中等大或大的血管显示为黑色的条纹。色素上皮萎缩时,OCTA 可见脉络膜血管为白色血流信号,类似于视网膜血管并符合脉络膜血管的典型特征。

着染:在 FA 中,着染常显示相当一致的高荧光。OCTA 见不到血管壁着染。但可间

接显示因管壁增厚造成的阴影和血流的减少。

染料渗漏：在病变所致染料渗漏的情况下，特别是脉络膜新生血管或视网膜、视网膜前或在缺血性视网膜病变中的视盘新生血管，在这些病例中 FA 不容易发现毛细血管网。新生血管细小，管壁渗透性很强，在造影早期趋于染料渗漏，导致因高荧光扩散和遮挡细小血管造成的图像模糊。在 OCT 断层扫描中，纤维或纤维血管化病损显示为伪分层的高反射病灶或清晰的分支状病变。OCTA 在纤维斑块的层面常显示纤维病灶内的新生血管分支。活动性新生血管的簇状血管袢在 OCTA 中清晰可见，在增殖期以及治疗有关的退行期均可见到。

染料积存：在 FA 能见到染料积存的病灶，在 OCTA 中不一定都能见到。这些病灶包括微血管瘤，只有在微血管瘤内血流足够快时才能被检测到。否则，即使在 FA 可见，OCTA 也检测不到。另外，OCTA 可以精确定位血管瘤水平，这种改变于深层血管丛多见。OCTA 无法见到这一结构可能表明其内部血流太快（饱和所限）、太慢（灵敏度所限）或因血栓性微血管瘤导致的血流缺失所致。

荧光素血管造影和 OCTA 无灌注区

荧光素血管造影：由于灌注减少或无灌注的低荧光

由于灌注减少或无灌注所致的低荧光在 FA 缺血区非常典型。缺血常是由于浅层血管丛血流减少，而深层血管丛血流稀疏。而这一现象在 FA 中表现为缺血区的荧光减低。

OCTA：在低血流和无血流区

在 OCTA，缺血区产生两种典型改变。

缺血区具有均质化的纹理。OCTA 大多数缺血区（表层分析，厚度 60μm，参考基线 6～15μm）表现为低的、均一的细颗粒密度且没有明显的血流。

有时候，重要血管消失且只有大血管存留，导致小的二级和三级分支无法见到。

OCTA 显示血管网伴有明显的无血流区，这与荧光素血管造影的无灌注区大体上相对应。缺血区处毛细血管丢失，或者毛细血管变细。这一缺血区在灰色背景衬托下更加明显。在无灌注区内的毛细血管常表现为突然截断或中断，动静脉短路，或与深层毛细血管层的深层毛细血管网吻合（位于内核层）。因为没有 FA 中晚期染料渗漏遮挡，这些图像能清晰显示。血管网看起来更清晰，动静脉分流、血管套环、血管袢看起来更加清晰。综上所述，OCTA 可突显在荧光素血管造影由于染料作用不能看到的细节（图 14.5A 和图 14.5B）。

荧光素血管造影中的异常血管

在缺血渗出性血管病变，如糖尿病视网膜病变和静脉阻塞，FA 可显示血管截断伴有血管壁高荧光着染和晚期的渗漏。一些主要血管可见明显增厚，这是由于 FA 无法鉴别高荧光是来源于血管壁的着染还是管腔内染料的反射所致。

OCTA 中的异常血管

在 FA 中可见大血管分支增厚，由于无法分辨高荧光是来源于血管壁着染还是由于管腔内染料所致。

在 OCTA 中，同样的血管较 FA 中更细，且一般显示为轴旁的深色袖样条纹。这一深色袖状阴影是血管壁的阴性表现，在 FA 中呈现为高荧光。

在分析毛细血管缺失时要特别注意，很有可能那些明显截断的血管走行正发生变化，其深入深层血管丛而形成代偿的分流。新的血管走行可延续而在分层以外，从而出现血管截断的假象。因此有必要动态调整分层至外层视网膜，沿血管走行，去评价血管中断的有无。

在血管阻塞病变中，有可能深层血管丛会通大血管分支连接浅层血管丛来试图补偿

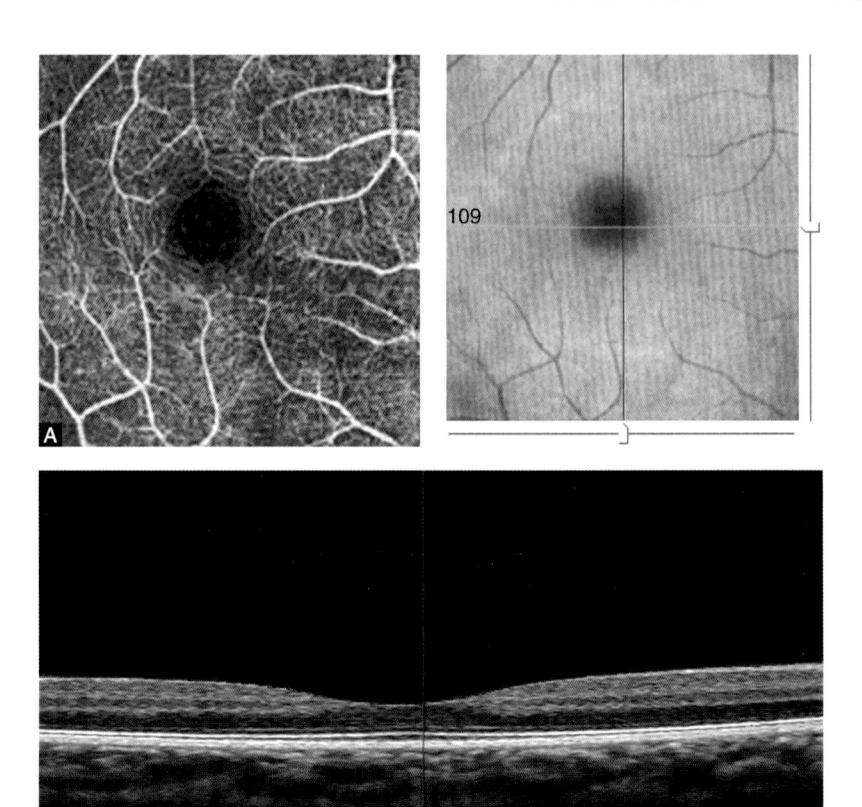

图14.5A 和图14.5B 正常OCTA,正常黄斑全层厚度形态表现。图片可见血管对应于内层视网膜血管网

浅层血管丛的急性低灌注。

在深层血管丛水平,剩余大血管纹理稀疏,呈明显低密度纹理。经常可见血管套环,伴有毛细血管祥和血管扩张,在位于缺血区和正常灌注区交界边缘的地方更加明显。

OCTA分析这些血管,显示了非常重要的额外特征。

血管壁周围呈现黑边。

通过将内界膜轮廓的浅层扫描层厚从60μm降低到30μm,并朝脉络膜方向移动15μm单位的层面,可见血管丛源于较大的浅层血管向下扩展并进入外层视网膜。这些血管常常较主要视网膜血管更粗。这种发现可能是因为他们的走行更平行于入射光而大血管则是垂直的;或者,可能是因为分支没有周细胞(流量调节)。这些连接浅层血管丛和深层血管丛的小血管干位于外丛状层水

平,因此这一血管丛的外观明显改变。这里的典型分布被取而代之,表现为一个无序的,管径不规则的血管网,其密度不匀—伴随明显的无血流信号区。

遮挡造成的低荧光

视网膜出血区域,可见轻度遮挡,但其表现无荧光素血管造影明显。荧光素血管造影的出血会遮挡其后部结构。视网膜水肿在荧光素血管造影中有轻度遮蔽效应。而在OCTA中,可见模糊、变薄的毛细血管在灰色背景衬托下并不明显。OCTA图像与FA相似但并不同于FA。

OCTA显示指定层面的血管形态不伴有染料蓄积、着染及渗漏,也没有FA表现的窗样效应。

OCTA遮挡的灵敏性与传统FA不同。

事实上,由于分频幅去相干血管成像(split-spectrum amplitude-decorrelation angiography, SSADA)分析的是血管信号的差异和缺失情况(**表14.1**和**表14.2**)。

表14.1 在SSASA OCTA中一些显示更好的细节

- 浅层视网膜毛细血管在OCTA中能更好显示
- 深层视网膜毛细血管只能在OCTA中显示
- 血管丛间垂直的血管吻合只能在OCTA中显示
- 中心凹周围拱环结构在OCTA中能更好显示
- 因没有渗漏,能更好地见到毛细血管异常,视网膜前、视网膜下、脉络膜下新生血管(经典和隐匿型)
- 因没有着染,能更好看清血管网异常
- 有量化CNV的可能性
- 有量化视网膜血管化的可能性

缩略词SSADA:分频幅去相干血管造影;OCT:光学相干断层扫描

表14.2 一些SSADA OCTA无法显示的细节

- 渗漏、着染和蓄积不可见
- 渗出和微血管瘤无法显示或很难显示

缩略词SSADA:分频幅去相干血管成像;OCT:光学相干断层扫描

两层视网膜血管丛

在FA,浅层和深层血管丛同时可见且彼此相互重叠,造成无法选择检查的层面。FA突显的几乎是浅层血管丛而无法评估深层血管丛。FA是一种动态检查,时间变化与病灶的性质紧密相关。

OCTA不受时间因素的影响,其不依赖染料的动态变化而是侦测血管内的血流变化。其可清楚地突显浅层血管丛,并且可评估区别于浅层血管丛的深层血管丛。

CNV和视网膜前新生血管(图14.6A和图14.6B)

在缺血性视网膜疾病中,脉络膜、视网膜

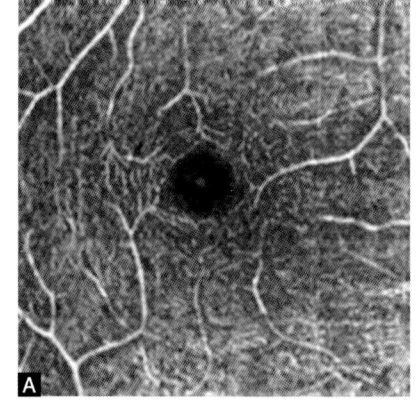
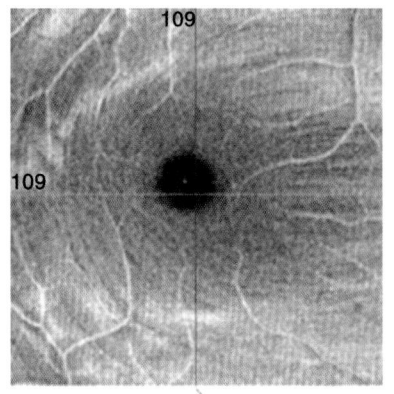
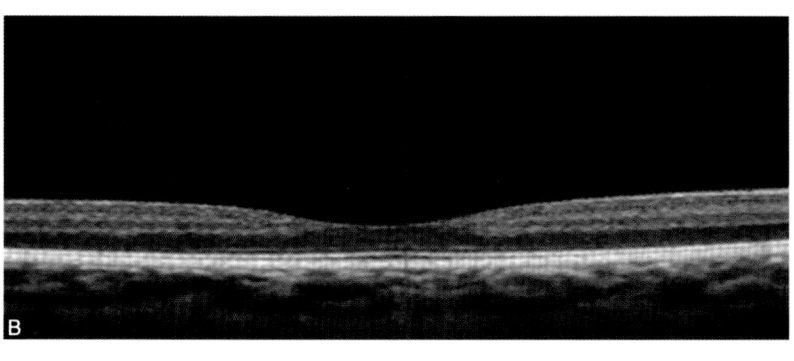

图14.6A 和图14.6B 正常OCTA,浅层血管丛形态。注意分层面如何平行于视网膜表面内界膜(ILM),并与深层血管丛有一定的距离厚度,所以没有显现深层血管丛的形态。主要视网膜血管和毛细血管在中等反射的纹理中清晰可见

新生血管,以及视网膜前、视盘旁新生血管在早期 FA 图像中表现为细的、管壁高通透性的早期染料渗漏。由于荧光素渗漏的遮蔽,导致其树枝状的分支不可见。OCT 断层扫描研究显示纤维和纤维血管病灶呈伪分层或呈树枝状的高反射。

OCTA 检查位于 CNV 新生血管膜或纤维斑块层面,其突显树枝状分支或纤维病灶内部小的新生血管分支。无论是自然进程或是治疗后的退行,新生血管周边的血管祥在 OCTA 中都呈现的十分清楚。

其他非侵入性血管造影技术

视网膜功能成像(RFI):该系统应用强光照射视网膜,应用频闪观测仪突显毛细血管内的红细胞。利用 OCT 相位差技术提供了很好的毛细血管层观察图像。

自适应光学(adaptive optics):提供非常好的图像,但是范围非常有限,而且采集时间长。为了观察单一区域,需要收集多幅自适应光学图像。

总结

OCTA 应用 SSADA 算法提供了一个视网膜的三位视角并且突显了至少两个位于神经节细胞层和内核层的微血管层。采集时间非常快速,设备利用后置算法,减少了伪影移动(运动矫正技术,MCT)。OCTA 提供了量化视网膜新生血管和脉络膜新生血管的可能性。

AngioVue,目前尚不能完全代替荧光素血管造影。

大多数眼科医生不认为 AngioVue 只是一种单纯的血管成像仪器,而是把其看做一种 OCT 的进阶版本,并把 OCTA 作为整体 OCT 检查的一部分。

OCTA 的不足,可以经由血管图和厚度图的叠加来判断渗漏的毛细血管,从而做有限的补偿。

然而,常规医院诊疗工作中荧光素血管造影和 OCTA 的差异并未改变,FA 有些时候仍然非常必要,如用于评估视网膜炎症如葡萄膜炎、脉络膜炎、许多可疑的视网膜疾病以及中心性浆液性脉络膜视网膜病变(CSC)。在糖尿病视网膜病变和静脉阻塞中,FA 仍然是解决疑难诊断并且提供有用信息必要选择。OCTA 最大的优势在于可以量化视网膜血管和脉络膜新生血管(CNV)。

参考资料

1. de Castro-Abeger AH, de Carlo TE, Duker JS, Baumal CR. Optical Coherence Tomography Angiography Compared to Fluorescein Angiography in Branch Retinal Artery Occlusion. Ophthalmic Surg Lasers Imaging Retina. 2015; 46(10):1052-4. doi: 10.3928/23258160-20151027-12.
2. Pauleikhoff D, Heimes B, Spital G, et al. OCT Angiography—Is this the Future for Macular Diagnosis? Klin Monbl Augenheilkd. 2015; 232(9):1069-76.

索　引

58检